Christian Knipp

Betriebliches Gesundheitsmanagement in der stationären Pflege einführen

Empfehlungen zur langfristigen Förderung der Mitarbeitergesundheit

Bibliografische Information der Deutschen Nationalbibliothek:
Die Deutsche Nationalbibliothek verzeichnet diese Publikation in der Deutschen Nationalbibliografie; detaillierte bibliografische Daten sind im Internet über http://dnb.d-nb.de abrufbar.

Impressum:

Copyright © Studylab 2021

Ein Imprint der GRIN Publishing GmbH, München

Druck und Bindung: Books on Demand GmbH, Norderstedt, Germany

Coverbild: GRIN Publishing GmbH | Freepik.com | Flaticon.com | ei8htz

Zusammenfassung

Die Betreuung und Versorgung von Pflegebedürftigen stellt sich als Herausforderung für das Pflegepersonal dar. Die hohen physischen und psychischen Arbeitsbelastungen führen zu Fehlzeiten, fördern Präsentismus und erhöhen die Fluktuation. Bedeutsamer denn je sind nun betriebliche Präventions- und Schutzmaßnahmen, um die Beschäftigten vor Krankheit zu schützen und die Arbeitskraft langfristig zu erhalten. Die Maßnahmen und Ziele zum Erhalt und Förderung der Gesundheit werden durch das betriebliche Gesundheitsmanagement gesteuert und überprüft.

Diese Arbeit untersucht, inwieweit das betriebliche Gesundheitsmanagement als Steuerungstool zum Erhalt und zur Förderung der Gesundheit des Pflegepersonals beitragen kann und in welcher Form Handlungsansätze zur Instrumentalisierung und Etablierung vorliegen.

Die zentralen Untersuchungsergebnisse stellen heraus, dass die konzeptionelle Durchführung des betrieblichen Gesundheitsmanagements, Einfluss auf die Gesundheit und die Arbeitsgestaltung nimmt. Der Einsatz von gesundheitsfördernden Maßnahmen erzielt Effekte seitens weicher und harter Faktoren („Hard- und Soft-Facts"). Außerdem lassen sich Handlungsansätze zur Instrumentalisierung und Etablierung identifizieren. Insbesondere in den gesetzlich verpflichtenden Teilbereichen zeigt sich die Evidenz.

Optimierungspotential besteht in der Erhöhung von freiwillig zu erbringenden Leistungen und Aktionen im Rahmen der betrieblichen Gesundheitsförderung. Die Bereitschaft der Handlungsbevollmächtigten zu Change-Management-Prozessen ist daher essenziell.

Zukünftiger Forschungsbedarf entsteht in der Auswahl und Erhebung von Kennzahlen hinsichtlich des Controllings, das die Signifikanz einzelner gesundheitsförderlicher Maßnahmen eindeutiger hervorhebt. Der Wissenstransfer zwischen Theorie und Praxis ist daher zweckmäßig, um den Nutzen des betrieblichen Gesundheitsmanagements zu etablieren.

Schlüsselwörter: betriebliches Gesundheitsmanagement, Gesundheitsförderung, Eingliederungsmanagement, Arbeitsschutz, stationäre Pflege, Langzeitpflege, Gesundheit, Pflegemanagement

Inhaltsverzeichnis

Zusammenfassung III

Inhaltsverzeichnis IV

Abbildungsverzeichnis VI

Tabellenverzeichnis VII

Abkürzungsverzeichnis VIII

1 Einleitung 1

2 Methodik 4

3 Betriebliches Gesundheitsmanagement 7
   3.1   Rechtliche Grundlagen 11
   3.2   Vorteile des betrieblichen Gesundheitsmanagement 12
   3.3   Kosten-Nutzen-Analyse 13

4 Betriebliche Gesundheitsförderung 16
   4.1   Bedeutung für die Pflege und Best Practice Modelle 18
   4.2   Hindernisse der Implementierung in die Pflegebranche 19

5 Betriebliches Eingliederungsmanagement 21
   5.1   Welche Vorteile bietet BEM? 22
   5.2   BEM aus Sicht des Pflegepersonals 23

6 Arbeits- & Gesundheitsschutz 26
   6.1   Gefährdungsbeurteilung in Pflege (Gefährdungsanalyse) 27
   6.2   „GDA-Projekt" - Sicherheit und Gesundheitsschutz in der Pflege 30

7 Betriebliches Gesundheitsmanagement in der Pflege 32
7.1 Fehlzeiten 32
7.2 spezifische Arbeitsbelastungen in pflegenden Berufen 34

8 Controlling: Steuerung und Qualitätssicherung 40
8.1 Qualitätssicherung: DIN SPEC 91020 41
8.2 Skizze: „7-Schritte-Modell" zur BGM - Einführung 42

9 Handlungsempfehlungen für die Pflegepraxis 47
9.1 Supervision 48
9.2 Psychosoziale Beratungsgespräche 49
9.3 Mitarbeiter*innen-Pool 50
9.4 Interaktives Training für Führungskräfte – „Stress-Rekord" 51

10 Diskussion 53

11 Fazit 58

Literaturverzeichnis 60

Abbildungsverzeichnis

Abbildung 1 BGM - Betriebliches Gesundheitsmanagement 8

Abbildung 2 Gründe für die Einführung von betrieblichem Gesundheitsmanagement 9

Abbildung 3 Maßnahmen zum Thema "Gesundheit im Betrieb" zu den Themenfeldern 22

Abbildung 4 Gefährdungsbeurteilung 28

Abbildung 5 Gefährdungsbeurteilung durch Risikoeinschätzung 29

Abbildung 6 Fehlzeiten 33

Abbildung 7 Physische Belastungen in Pflege 34

Abbildung 8 psychische Belastungen von Pflege 35

Abbildung 9 AU-Tage von Pflegekräften 38

Abbildung 10 Treiber- Indikatoren Modell 40

Abbildung 11 Betriebliches Gesundheitsmanagement DIN SPEC 91020 41

Abbildung 12 Evaluation: Wer ist in Ihrem Unternehmen an der Evaluation beteiligt? 44

Abbildung 13 Evaluation von BGM 46

Abbildung 14 Instrumente zur Steuerung von BGM: Wenn Ja, welche Instrumente zur Analyse angewandt? 47

Abbildung 15 "Stress-Rekord" - Virtuelles Dienstzimmer 52

Tabellenverzeichnis

Tabelle 1 Vorteile von BGM für die Beschäftigten und Organisation 132

Tabelle 2 Vorteile Arbeitgeber*innen und Arbeitnehmer*innen von BGF 177

Abkürzungsverzeichnis

ASG	Arbeits- und Gesundheitsschutz
AU	Arbeitsunfähigkeit
ArbSchG	Arbeitsschutzgesetz
BAuA	Bundesanstalt für Arbeitsschutz und Arbeitsmedizin
BMAS	Bundesministerium für Arbeit und Soziales
BMG	Bundesministerium für Gesundheit
BGF	Betriebliche Gesundheitsförderung
BGM	Betriebliches Gesundheitsmanagement
BEM	Betriebliches Eingliederungsmanagement
BGW	Berufsgenossenschaft für Gesundheitsdienst und Wohlfahrt
DAK	Deutsche Angestellten Krankenkasse
EAP	Employee Assistance Program
IAG	Institut für Gesundheit und Arbeit der Deutschen Unfallversicherung
ICD	Internationale statistische Klassifikation der Krankheiten und verwandter Gesundheitsprobleme
IGA	Initiative Gesundheit und Arbeit
IWK	Institut der Deutschen Wirtschaft
MA	Mitarbeiter*innen
MSE	Muskel-Skelett-Erkrankungen
PrävG	Präventionsgesetz
ROI	Return on Investment
SGB	Sozialgesetzbuch
Vdek	Verband der Ersatzkassen e.V.
Ver.di	Vereinte Dienstleistungsgewerkschaft
WHO	Weltgesundheitsorganisation

1 Einleitung

„Gesundheit ist nicht alles, aber ohne Gesundheit ist alles nichts." –
Arthur Schopenhauer (1788 – 1860)

Die Verschiebung der Altersstruktur in Deutschland wird mithilfe des demografischen Wandels dargestellt, der die Entwicklung von Pflegebedürftigkeit prognostiziert. Das Statistische Bundesamt ermittelte im Jahr 2017 eine Zahl von 3,4 Millionen Pflegebedürftigen. Das entspricht einem Zuwachs von 19 % (ca. 554.000 Menschen) seit 2015. Dem stehen im Jahr 2019 1,7 Millionen Menschen in einem pflegerischen Beruf gegenüber. (vgl. Bundesagentur für Arbeit 2020, S. 4 f.) Der Trend zu immer älter werdenden, beruflich Pflegenden im Vergleich zum Nachwuchs ist dadurch kritisch zu betrachten. Von diesem Phänomen ist insbesondere die Altenpflege betroffen. (vgl. Kliner et al. 2017, S. 33)

Aktuell befinden sich ca. 71.300 Menschen in einer pflegerischen Berufsausbildung. Das entspricht einem Zuwachs von 39 % an Pflegeanfänger*innen seit 2009. (vgl. Statistisches Bundesamt 2020) Die steigende Nachfrage an Fachpersonal kann zum jetzigen Zeitpunkt jedoch nicht vollständig abgedeckt werden. (vgl. Institut der Deutschen Wirtschaft (IWK) 2018, S. 5)

Die Konsequenzen auf das Pflege- und Gesundheitssystem sind eindeutig. Die steigende Pflegebedürftigkeit und die knappen personellen Ressourcen führen zu hohen Arbeitsbelastungen und beeinflussen die Gesundheit der Beschäftigten. (vgl. Berufsgenossenschaft für Gesundheitsdienst und Wohlfahrtspflege (BGW) 2014, S. 7 ff.) Die chronisch werdenden Gesundheitsschädigungen zeigen sich im Präsentismus – „Krank" zur Arbeit und den krankheitsbedingten Fehlzeiten (Absentismus). (vgl. Oster, Mücklich 2019, S. 2 f.) Diesbezüglich beläuft sich die durchschnittliche Verweildauer im Pflegeberuf auf ca. 8 Jahre. (vgl. Ver.di 2014, S. 7) Die Gründe für vorzeitiges Ausscheiden liefert die Studie von Hackmann (2009). Im Rahmen der Befragung verneinten mehr als 70 % der Pflegekräfte die Frage, ob der erlernte Beruf ohne gesundheitliche Einschränkungen unter den aktuellen Arbeitsanforderungen bis zum Renteneintritt möglich sei. (ebd. S. 3)

Die beschriebenen Problemstellungen für das Pflege- und Gesundheitssystem erfordern daher kreative, lösungsorientierte Handlungskonzepte und Change-Management-Prozesse.

Das betriebliche Gesundheitsmanagement (BGM) bietet einen Ansatz zur Problemlösung, indem es Einfluss auf den Gesundheitszustand der Beschäftigten nehmen kann.

Der vorherrschende Pflegekräftemangel und die Fluktuationszahlen unterstreichen den zusätzlichen Mehrbedarf an betrieblicher Gesundheitsförderung. Das BGM fördert langfristig die Gewinnung von potenziellen Bewerber*innen und vermindert die Fluktuation. (vgl. Stockinger 2014, S. 5)

Auf politischer Ebene betreibt das Bundesministerium für Gesundheit (BMG) das Projekt „Konzertierte Aktion Pflege 2018". Innerhalb einer Arbeitsgruppe wurden Lösungsansätze zur Verbesserung der Rahmenbedingungen von Pflege diskutiert und Handlungsempfehlungen zum betrieblichen Gesundheitsmanagement formuliert. Das zweijährig angelegte Projekt soll zur Aufwertung des Berufsbildes und zum Ausbau der betrieblichen Gesundheitsförderung in die Prozessstrukturen der Organisationen beitragen, um so das Image des Berufsbildes zu verbessern und Wiedereinsteiger*innen zurückzugewinnen. Das Maßnahmenpaket betrifft außerdem die tarifgebundene Vergütung und einen bedarfsgerechten Personalschlüssel. (vgl. BMG 2019, S. 41 f.)

Anhand der genannten Problemstellungen in der Einleitung wird die Aktualität und Relevanz zum Forschungsfeld deutlich. Die vorliegende Arbeit untersucht daher:

*Inwieweit die Implementierung von betrieblichem Gesundheitsmanagement als Steuerungstool in der stationären Pflege Effekte erzielen kann, um die Gesundheit der Mitarbeiter*innen langfristig zu fördern und zu erhalten?*

In diesem Kontext ergibt sich die sekundäre Fragestellung:

Welche Handlungsansätze der Pflegeeinrichtungen werden bereits zur Implementierung, Durchführung und Instrumentalisierung im Rahmen des betrieblichen Gesundheitsmanagement genutzt und besteht Optimierungspotenzial?

Das Ziel der Arbeit verfolgt neben Beantwortung der Forschungsfragen die Wissensvermittlung der Grundlagen und den Anreiz zur Implementierung und Weiterentwicklung des betrieblichen Gesundheitsmanagements in den Pflegeeinrichtungen.

Kapitelübersicht

Im zweiten Kapitel wird die systematische Herangehensweise und Methodik beschrieben. Anschließend werden Begriffsbestimmungen vorgenommen und in das Themenfeld eingeführt. Die darauffolgenden Kapitel stellen die einzelnen Teilbereiche des Themenfeldes vor und erläutern diese differenzierter. In Hinblick zum Theorie-Praxis-Transferwerden praktische Beispiele mit einbezogen.

Das Kapitel sieben untersucht den Übertrag der ermittelten Resultate zum speziellen Forschungsfeld. Im Anschluss werden die Assessmentinstrumente und Handlungsempfehlungen für die pflegerische Praxis vorgestellt. Die Beantwortung der Forschungsfragen findet seinen Platz in der Diskussion. Den Abschluss bildet das Fazit.

2 Methodik

Im Vorfeld der Arbeit wurden diverse Herangehensweisen verfolgt, um eine Übersicht des Forschungsfeldes zu erlangen und praxisbezogene Hintergrundinformationen zu erfassen. Die anfängliche Informationsgewinnung wurde in Form von Beratungsgesprächen mit Expert*innen der Krankenkassen, Pflege- und Leitungskräften aus dem Gesundheits- und Pflegesystem sowie Unternehmensberater*innen geführt. Innerhalb der Gespräche mit Mitarbeiter*innen und Führungskräften aus dem Pflege- und Gesundheitssystem stellte sich die Tendenz heraus, dass wenig fundiertes Know-how über das Themenfeld vorhanden ist. Der Informationsaustausch mit Expert*innen der Krankenkassen und den Unternehmensberater*innen bestätigte den ausbaufähigen Wissensstand und die geringe Anzahl an Best Practice Modellen. Anhand der Auswertung und Interpretation der Gespräche wurde eine eigene quantitative und qualitative Forschung ausgeschlossen und sich für die Literaturarbeit entschieden. Die, der Pandemie (Covid-19) geschuldeten Kontaktbeschränkungen, bestärkten die Entscheidung.

Auswahlkriterien

Die Literaturrecherche wurde in Form der sensitiven Recherche und des Schneeballsystems durchgeführt. Die Suche beschränkte sich dabei auf die letzten 20 Jahre. Ausnahmen gab es nur innerhalb der Begriffsbestimmungen und eines Beitrages von Badura aus dem Jahr 1999.

Literaturrecherche

Aufgrund der aktuellen Lage wurde die Literaturrecherche zum größten Teil online durchgeführt. Als primäre Suchhilfen der sensitiven Recherche wurden der Fernzugriff der Alice Salomon Hochschule und die Datenbanken MEDLine (PubMed), CareLit, Hogrefe Verlag und Springer Link verwendet.

In Kombination mit der Anwendung des Schneeballsystems konnten weitere relevante Quellen gesichtet werden. Der Zeitraum der Literaturrecherche begrenzte sich von Ende September bis Mitte Dezember 2020. Die Recherche beschränkte sich auf deutschsprachige Literatur und Studien. Die Limitation wurde anhand der Unterschiede in der Gesetzgebung zum Forschungsgegenstand und der Diversität der Pflege- und Gesundheitssysteme in den Ländern getroffen.

Internationale Lösungsansätze und Vergleiche der Systeme liefern weiteres Forschungsmaterial, was in dieser Arbeit jedoch nicht berücksichtigt wurde.

Außerdem beschränkte sich die Forschung auf stationäre Pflegeeinrichtungen. Die ambulanten Pflegedienstleister*innen wurden exkludiert.

Als primäre Suchbegriffe und Schlagwörter wurden die Synonyme „betriebliches Gesundheitsmanagement", „betriebliche Gesundheitsförderung" UND / ODER „Pflege" verwendet. Alternative Schlagwörter waren „psychische Belastungen" UND „physische Belastungen" in Kombination mit UND / ODER „Pflege", „Gesundheitsberufe". Im späteren Verlauf wurden die Begriffe und Kombination zwischen „Arbeitsschutz und Gesundheitsschutz" UND / ODER „Gefährdungsbeurteilung" ergänzt.

Es wurden Quellen verwendet, die sich explizit mit der Auswirkung auf die Mitarbeiter*innen Gesundheit in der Pflege und dem betrieblichen Gesundheitsmanagement befassen. Das Ziel war es, die Kausalität und die möglichen Effekte zwischen den spezifischen Themenfeldern herzustellen, um Rückschlüsse und Interpretationen für die Diskussion zu schaffen.

Rechercheprotokoll

Die Suchbegriffe, die verwendete Suchhilfe und die Trefferzahl werden im nachfolgenden Rechercheprotokoll tabellarisch dargestellt:

Suchbegriffe	Suchhilfe	Trefferanzahl	Relevante Literatur	Datum der Recherche und Bemerkungen
Betriebliches Gesundheitsmanagement	OPAC ASH Springer Verlag CareLit MEDLine (PubMed) Hogrefe	71 61 72 11 26	9 6 2 3 1	01.11.2020; 15.11.2020; 03.11.2020 03.11.2020 13.11.2020
Betriebliches Gesundheitsmanagement UND Pflege	OPAC ASH - Bibliothek Springer Verlag CareLit MEDLine (PubMed) Hogrefe	2 30 3 1 25	0 6 1 0 1	28.10.2020; 03.11.2020; 15.11.2020 14.11.2020 13.11.2020

Methodik

Suchbegriffe	Suchhilfe	Trefferanzahl	Relevante Literatur	Datum der Recherche und Bemerkungen
Betriebliche Gesundheitsförderung	OPAC ASH-Bibliothek Springer Verlag CareLit MEDLine (PubMed) Hogrefe	77 120 0 17 40	9 6 0 1 1	12 Treffer unrelevante, Bachelorarbeiten 15.11.2020 14.11.2020 13.11.2020
Betriebliche Gesundheitsförderung UND Pflege	OPAC ASH-Bibliothek Springer Verlag CareLit MEDLine (PubMed) Hogrefe	6 65 0 2 39	4 5 0 0 1	2 Treffer Bachelorarbeiten, / 1x Literatur 03.11.2020 03.11.2020 03.11.2020 13.11.2020
Arbeits- und Gesundheitsschutz	OPAC ASH-Bibliothek Springer Verlag CareLit MEDLine (PubMed) Hogrefe	8 3622 909 1 31	1 4 0 0 1	01.11.2020 03.11.2020 03.11.2020 03.11.2020 13.11.2020
Arbeits- und Gesundheitsschutz UND Pflege	OPAC ASH-Bibliothek Springer Verlag CareLit MEDLine (PubMed) Hogrefe	0 561 551 1 28	0 4 0 0 1	14.11.2020 14.11.2020 14.11.2020 14.11.2020 13.11.2020

3 Betriebliches Gesundheitsmanagement

Um definierter über das betriebliche Gesundheitsmanagement (BGM) zu sprechen, ist an dieser Stelle, ein Auszug diverser Begriffsbestimmungen von „Gesundheit" nötig. Die Definition der Weltgesundheitsorganisation (WHO) lautet:

„Gesundheit ist ein Zustand vollkommenen körperlichen, geistigen und sozialen Wohlbefindens und nicht allein das Fehlen von Krankheit und Gebrechen." (WHO 1946, S. 1)

Im Hinblick darauf, dass sich die vorliegende Arbeit mit der Gesundheit von Pflegekräften auseinandersetzt, ist die Definition der Pflegewissenschaftlerin Monika Krohwinkel interessant. Krohwinkel definierte wie folgt:

„Krankheit und Gesundheit sind dynamische Prozesse, die für die Pflege als Fähigkeiten und Defizite erkennbar sind." (Krohwinkel 1992)

Eine allumfassendere Definition liefert das Salutogenese Modell von Aron Antonovsky, dass in den 1970er Jahren entwickelt wurde. Antonovsky trifft Aussagen über den Gesundheitszustand eines Menschen, in dem er beschreibt, dass es die vollständige Gesundheit oder Krankheit als Zustand nicht gäbe. Das entscheidende Kriterium zur Gesundheit oder Krankheit sei die Balance zwischen Belastung und Entlastung. Bewältigungsstrategien im Umgang mit auftretenden Belastungen seien nötige Hilfsmittel, um im Gleichgewicht zu bleiben und nicht zu erkranken. Im Mittelpunkt des Salutogenese Modells stehen Bewältigungsstrategien. (vgl. Behr 2005, S. 51)

Das BGM selbst beschreibt ein junges Managementsegment, das sich erst in den letzten 15 – 20 Jahren zum aktuellen Standpunkt entwickelt hat. Im genannten Zeitraum wurden erste praktische Erfahrungen gesammelt, Studien durchgeführt und schrittweise Fort- und Weiterbildungsmöglichkeiten angeboten. Das impliziert auch die Akademisierung von Pflegemanagement und gesundheitswissenschaftlichen Studiengängen. Als Wegbereiter der theoretischen Grundlagen ist Prof. Dr. Bernhard Badura zu nennen. (vgl. Simmel, Graßl 2020, S. 11)

Badura definierte das BGM als Prozessentwicklung und Implementierung in die Organisationsstruktur. In der Prozessentwicklung würden Maßnahmen und Ziele festgelegt, wodurch eine gesundheitsförderliche Arbeitsumgebung erreicht werde. Dies nähme Einfluss auf die Gesundheit der Mitarbeiter*innen. Zusätzlich würde Einfluss auf die Haltung gegenüber der beruflichen Tätigkeit genommen. (vgl. Badura, Ritter, Scherf 1999, S. 15)

Eine ähnliche Definition liefern Uhle, Treier (2015) und Struhs-Wehr (2017). BGM sei die Zusammenfassung aller Handlungsbereiche einer Organisation zur gesunden Arbeit und setze sich mit der Planung, Adressierung und Durchführung verschiedener gesundheitsbezogener Maßnahmen auseinander. Die langfristigen Ziele würden die Etablierung in die Unternehmensstrukturen und prozessorientierten Arbeitsabläufe zur Gesundheit betreffen. (Struhs-Wehr 2017, S. 6)

Das moderne BGM orientiert sich am Salutogenese Modell und wird gesteuert von der betrieblichen Gesundheitsförderung. (vgl. Holzträger 2012, S. 25)

Das BGM als Steuerungs- und Kontrollinstrument spaltet sich dazu in die einzelnen Handlungsbereiche:

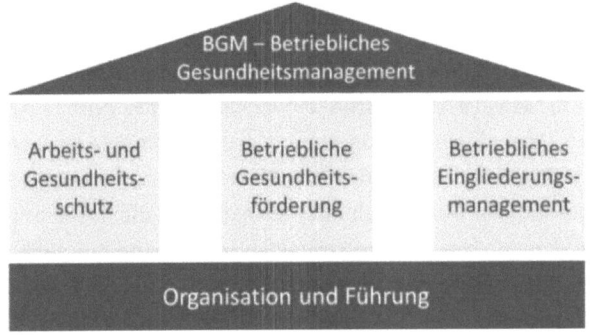

Abbildung 1 BGM - Betriebliches Gesundheitsmanagement (Rimbach 2013, S. 12)

- Arbeits- und Gesundheitsschutz (AGS)
- Betriebliche Gesundheitsförderung (BGF)
- Betriebliches Eingliederungsmanagement (BEM) (vgl. Rimbach 2013, S. 12)

In der Darstellung nicht abgebildet sind die speziellen Bereiche der Personal- und Organisationsentwicklung. Die Teilbereiche sind hinsichtlich der Durchführungspflicht voneinander abzugrenzen und basieren auf Freiwilligkeit oder auf Grundlage von Gesetzen und Verordnungen. Alle Handlungs- und Arbeitsfelder verfolgen die langfristige Absicht der gesunden Organisation. (ebd., S. 36)

Gründe für die Einführung von BGM

In einer quantitativen Umfrage der Initiative für Gesundheit und Arbeit (iga) des Jahres 2009, in der 500 Betriebe nach Gründen zur Einführung befragt wurden, konnten folgende Ergebnisse ermittelt werden:

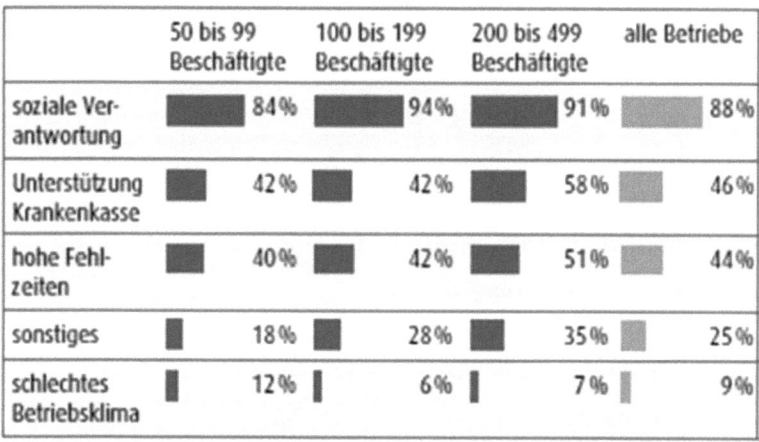

Abbildung 2 Gründe für die Einführung von betrieblichem Gesundheitsmanagement (Bechmann et al. 2011, S. 15)

Wie in der Abbildung ersichtlich, gaben 88 % der Betriebe die soziale Verantwortung gegenüber dem Personal an. In 46 % wurden die Unterstützungsangebote der Krankenkassen genannt. Gefolgt von hohen Fehlzeiten (44 %), Sonstiges (25 %) und 9 % schlechtes Betriebsklima. (vgl. Bechmannet al. 2011, S. 15)

Die in der Studie genannte Unterstützung der Krankenkasse erweist sich in Form eines steuerfreien Förderbetrages für gesundheitsförderliche Maßnahmen. Seit 2017 steht die Summe in Höhe von 2,05 Euro je Beschäftigten in einem Geschäftsjahr zur Verfügung. Der genannte Betrag kann frei verfügt und zur Gesundheitsprävention eingesetzt werden. Mögliche Maßnahmen sind Angebote von Bewegungs-, Ernährungs- und Präventionskursen. Lediglich die Zertifizierung der Kurse und Angebote sind nachzuweisen (siehe dazu § 20 Absatz 4 Nr. 1 und Absatz 5 SGB V). (vgl. BMG 2017, S. 4)

Die Gesundheitsförderung (siehe Kapitel 4.) beschränkt sich jedoch auf innerbetriebliche Maßnahmen. Die Übernahme von Mitgliedsbeiträgen von externen Anbieter*innen (z.B. Fitness-Studios, Sportvereine und Massagen) fallen nicht unter den genannten Betrag. (vgl. BMG 2020)

Gründe für die Nichteinführung von BGM

Im Rückbezug zur iga-Studie in Kapitel 3, konnten folgende Ergebnisse analysiert werden, die die Betriebe abgehalten haben, BGM einzuführen.

1. Vorrang des Tagesgeschäftes (88 %)
2. Fehlende Ressourcen (76 %)
3. Andere Themen sind wichtiger (73 %)
4. Fehlende Mitarbeiter*innen Motivation (52 %)
5. BGM war bislang noch kein Thema (51 %)
6. Fehlendes persönliches Engagement (51 %)
7. Zu hohe Kosten (48 %)
8. Widerstände seitens der Führungskräfte (32 %)
9. Zweifel am Nutzen (28 %)
10. Fehlendes Wissen über Anbieter (22 %)

(vgl. Bechmann et al. 2011, S. 22)

3.1 Rechtliche Grundlagen

Die Richtlinien zur Durchführung und Umsetzung der BGM-Handlungsfelder sind in den nachfolgenden Verordnungen und Richtlinien verankert:

1. Präventionsgesetz (PrävG)
2. Arbeits- und Gesundheitsschutz (ArbSchG) / (ASiG)
3. Pflegepersonal-Stärkungsgesetz (PpSG) (vgl. BMG 2019)
4. Betriebliche Gesundheitsförderung: Sozialgesetzbuch V
5. Betriebliches Eingliederungsmanagement: Sozialgesetzbuch IX
6. Technische Regeln für Gefahrstoffe 900 (vgl. Habermann-Horstmeier 2019, S. 34)

Das **Präventionsgesetz (PrävG)** beschäftigt sich mit der Verringerung bzw. dem Vorbeugen von Krankheitsrisiken und versucht gesundheitsbewusstes Handeln bei allen Mitgliedern der gesetzlichen Krankenkassen (GKV) zu fördern. Dies ermöglicht Handlungsspielraum, um gesundheitsfördernde Leistungen und Präventivmaßnahmen anzubieten. Das Gesetz zielt auf das Zusammenspiel von betrieblicher Gesundheitsförderung und dem Arbeits- und Gesundheitsschutz ab. (vgl. Habermann-Horstmeier 2019, S. 34)

Das **ArbSchG** regelt die Fürsorgepflicht der Arbeitgeber*innen zur gesundheitsförderlichen Arbeitsplatzumgebung und Einhaltung der Arbeitszeitgesetze. Die Risikoeinschätzung erfolgt in Form der Gefährdungsbeurteilung. (siehe Kapitel 6.1)

Das **ASiG** bestimmt die Richtlinien zur Rekrutierung von Fachpersonal. Die eingestellten Akteure sind beauftragt die Einhaltung der Gesetze zu gewährleisten. Dies betrifft die Sicherstellung der Arbeitssicherheit und Einhaltung der Unfallverhütungsvorschriften. In der Organisation übernehmen dies z. B. Betriebsärzt*in, Sicherheitsingenieur*innen oder Fachkräfte für Arbeitssicherheit. (vgl. Bundesanstalt für Arbeit und Soziales 2020)

Die Einführung des **PpSG** im Januar 2019 ermöglicht vollstationären Pflegeeinrichtungen die Vollfinanzierung zur Personaleinstellung in der Pflege (SGB IX § 8 Absatz 6). Die Vollfinanzierung ist nur dann möglich, wenn die Personalbemessungsgrenze nicht überstiegen wird (siehe SGB IX § 84 Absatz 5 Satz 2 Nummer 2). Zusätzlich übernimmt die Pflegeversicherung 40 % der Anschaffungskosten für digitale- und technische Ausrüstung in Gesamthöhe von 30.000 Euro je Einrichtung. (vgl. BMG 2019, S. 42 f.)

Das **Sozialgesetzbuch V** regelt die Grundlagen zur betrieblichen Gesundheitsförderung und Leistungen der Krankenkassen:

> Die Krankenkassen fördern mit Leistungen zur Gesundheitsförderung in Betrieben (betriebliche Gesundheitsförderung) insbesondere den Aufbau und die Stärkung gesundheitsförderlicher Strukturen. Hierzu erheben sie unter Beteiligung der Versicherten und der Verantwortlichen für den Betrieb sowie der Betriebsärzte und der Fachkräfte für Arbeitssicherheit die gesundheitliche Situation einschließlich ihrer Risiken und Potenziale und entwickeln Vorschläge zur Verbesserung der gesundheitlichen Situation sowie zur Stärkung der gesundheitlichen Ressourcen und Fähigkeiten und unterstützen deren Umsetzung. Für im Rahmen der Gesundheitsförderung in Betrieben erbrachte Leistungen zur individuellen, verhaltensbezogenen Prävention gilt § 20 Absatz 5 Satz 1 entsprechend. (§ 20b SGB V Abs. 1)

Die Arbeitgeber*innen sind verpflichtet im Rahmen des **Sozialgesetzbuches IX** das betriebliche Eingliederungsmanagement anzubieten. Die Durchführung tritt erst in Kraft, wenn ein Arbeitnehmer*in länger als sechs Wochen arbeitsunfähig gewesen ist. (vgl. BMAS 2008, S. 8) Die detaillierten Ziele der Eingliederung werden zu einem späteren Zeitpunkt behandelt (siehe Kapitel 5).

Technischen Regeln für **Gefahrstoffe 900**

> Die Technischen Regeln für Gefahrstoffe (TRGS) geben den Stand der Technik, Arbeitsmedizin und Arbeitshygiene sowie sonstige gesicherte wissenschaftliche Erkenntnisse für Tätigkeiten mit Gefahrstoffen, einschließlich deren Einstufung und Kennzeichnung, wieder. (Bundesanstalt für Arbeitsschutz und Arbeitsmedizin 2006, S. 1)

3.2 Vorteile des betrieblichen Gesundheitsmanagement

Zur Implementierung des BGM sprechen Vor- und Nachteile für die Organisation und die Beschäftigten, die nachfolgend differenzierter untersucht werden. Die nachfolgende Tabelle stellt die Vorteile für die Beteiligten dar:

Vorteile für die Beschäftigten:	Vorteile für die Organisation:
Steigerung der Arbeitszufriedenheit, Verbesserung des Betriebsklimas	Senkung der Fluktuation
Aktive Gestaltung der Arbeitsumgebung und Arbeitsabläufe	Stärkung der Wettbewerbsfähigkeit
Verringerung der Arbeitsbelastungen	Verbesserte Kommunikation
Reduzierung von gesundheitlichen Beschwerden	Motivationssteigerung / Mitarbeiter*innen-„Bounding"

Vorteile für die Beschäftigten:	Vorteile für die Organisation:
Erhaltung, Zunahme der Leistungsfähigkeit	Steigerung der Arbeitgeber*innen Attraktivität
Verbesserung des Wohlbefindens und Lebensqualität	Steigerung von Qualität und Produktivität
Verbesserung der gesundheitlichen Bedingungen im Unternehmen	Kostensenkung durch weniger Personalausfall
Verbesserung des Gesundheitszustandes und Verringerung von gesundheitsschädlichen Risiken	Förderung von Leistungsfähigkeit der Beschäftigten

Tabelle 1 Vorteile von BGM für die Beschäftigten und Organisation (vgl. S. 52 f.)

Die betriebswirtschaftlichen Vorteile sprechen für die Implementierung in die Organisationsstrukturen. Die gesundheitsförderlichen Maßnahmen führen zur Steigerung der Arbeitszufriedenheit und der Reduktion von gesundheitlichen Beschwerden. Die Verbesserung des Arbeitsumfeldes und die Verringerung der Arbeitsbelastung führen zur Senkung der Fluktuation und zum Abbau von krankheitsbedingten Fehlzeiten. Demzufolge werden langfristig Personalkosten, zum Beispiel Einarbeitungskosten von neuen Mitarbeiter*innen oder Werbekosten zur Gewinnung von neuem Personal, eingespart. (vgl. Bödeker 2010, S. 166)

Die Erhaltung der Leistungsfähigkeit und Motivation führt außerdem zur Erhöhung der Produktivität und Qualität der Arbeit. Langfristig leisten die Vorteile einen Effekt auf das Image der Organisation und stärken die Wettbewerbsfähigkeit. (ebd., S. 166)

Unabhängig der Pro und Contra Argumente ist zu erwähnen, dass die Arbeitgeber*innen zur Umsetzung des betrieblichen Eingliederungsmanagements (siehe Kapitel 5.) und Arbeits- und Gesundheitsschutz (siehe Kapitel 6.) gesetzlich verpflichtet sind.

3.3 Kosten-Nutzen-Analyse

Die im vorherigen Unterkapitel genannten Argumente beziehen sich zwangsläufig auf die positiven Aspekte des BGM für das Unternehmen und seine Beschäftigten. Bezugnehmend dazu ist eine umfassendere Analyse nötig, um eine etwaige Vulnerabilität aufzudecken. Die Kosten-Nutzen-Analyse ermöglicht eine differenzierte Darstellung der Pro und Contra Aussagen des Forschungsgegenstandes. Die zentralen Ergebnisse ermöglichen den Entscheidungsträger*innen im Vorfeld die präzisere Beurteilung vor der Implementierung. (vgl. Reiter 2011, S. 91)

Die Kosten des BGM werden dazu in drei Ebenen unterteilt:

- Mitarbeiter*innen Ebene
- Organisationsebene
- Gesellschaftliche Ebene (ebd., S. 91)

Mitarbeiter*innen Ebene

Durch die Partizipation kommt es zu einer doppelten Arbeitsbelastung für die Beschäftigten. Auf der einen Seite betrifft dies den erhöhten Zeitaufwand der Einführung, auf der anderen Seite die Erledigung des Tagesgeschäftes. Infolgedessen sorgt dies für steigende Personalkosten. Ein Augenmerk ist außerdem darauf zu werfen, dass es durch die BGM Maßnahmen zu zeitlich begrenzten psychischen und physischen Gesundheitsbeeinträchtigungen des Personals kommen kann (z. B. Raucher*innen Entwöhnungsprogramm). (vgl. Reiter 2011, S. 91)

Organisationsebene

Auf Seiten der Leitungsebene entstehen Ausgaben bezüglich der Arbeits- und Strategieplanung. Weitere Kosten fallen an für internes und externes Marketing. Dazu kommen Aufwendungen für Hilfsmittel und Anmietung von Räumen. Die Schaffung neuer Arbeitsplätze für BGM Akteure und das Hinzuziehen externer Dienstleister*innen verursacht ebenfalls Personalkosten. Hinzu kommen mögliche Forschungsvorhaben bezüglich der Erhebung von Fehlzeitenanalyse, Erstellung von Gutachten und die Befragung der Mitarbeiter*innen.

Gesellschaftsebene

Die Kosten betreffend der Gesellschaftsebene sind für die Beantwortung der Forschungsfragen in dieser Arbeit nicht relevant, werden jedoch kurz zusammengefasst erwähnt.

Die Ausgaben der Gesellschaftsebene beschreiben Kosten der Sozialversicherungen und Rehabilitationsträger*innen. Darunter fällt der erwähnte steuerfreie Förderbetrag für gesundheitsfördernde Maßnahmen. (siehe Kapitel 3., S. 14) Hinzu kommen teilweise unentgeltliche Dienstleistungen (z. B. Beratungen, Analyse von Gesundheitsberichten). (ebd., S. 93 f.)

In diesem Zusammenhang ist kurz auf das Gesamtausmaß der volkswirtschaftlichen Kosten durch Produktionsausfälle, aufgrund krankheitsbedingter Fehlzeiten der Beschäftigten, einzugehen. Im Jahr 2018 betrugen die Produktionsausfälle bedingt durch Krankheit insgesamt rund 84,5 Milliarden Euro. (vgl. Statista 2020) Im Wirtschaftszweig öffentliche und sonstige Dienstleister, Erziehung und Gesundheit kommt es zu Produktionsausfällen in Höhe von ca. 30,4 Milliarden Euro. (vgl. BAuA 2020, S. 7)

Nutzen

In der Nutzen-Analyse lassen sich ähnliche Tendenzenwie in Kapitel 3.2 erkennen.

Auf der Mitarbeiter*innen Ebene wird die Gesundheit verbessert und das Wohlbefinden gesteigert. Die Schulung der eigenen Gesundheitskompetenz wird vorangetrieben. Die Arbeits- und Leistungsfähigkeit bleibt erhalten. Langfristig wird das Commitment gesteigert und die krankheitsbedingten Fehlzeiten reduziert. Die Arbeitsbelastungen verringern sich und passen sich an. Die Arbeitsmotivation steigt und die Beschäftigten fühlen sich wertgeschätzt. Der resultierende ökonomische Nutzen stellt sich durch den finanziellen Erfolg - Return on Investment (ROI) - dar. (ebd., S. 94)

4 Betriebliche Gesundheitsförderung

Das Bundesministerium für Gesundheit stuft die BGF als hervorzuhebenden Teil im BGM ein. (vgl. BMG 2020) Doch was heißt das exakt, bzw. wie lautet die Begriffsbestimmung und welche Arbeits- und Handlungsfelder in den Organisationen werden von der BGF beeinflusst und gesteuert?

Die Definition der betrieblichen Gesundheitsförderung (BGF) lautet nach der 2007 veröffentlichten Luxemburger Deklarationwie folgt:

Betriebliche Gesundheitsförderung (BGF) umfasst alle gemeinsamen Maßnahmen von Arbeitgebern, Arbeitnehmern und Gesellschaft zur Verbesserung von Gesundheit und Wohlbefinden am Arbeitsplatz. (Deutsches Netzwerk für betriebliche Gesundheitsförderung - Luxemburger Deklaration 2007)

Um die Ziele zu erreichen, ist das Zusammenspiel der nachfolgenden Ansätze zu verfolgen:

- Verbesserung der Arbeitsorganisation und der Arbeitsbedingungen
- Förderung einer aktiven Personalbeteiligung
- Stärkung persönlicher Kompetenzen (vgl. Luxemburger Deklaration 2007)

Die Umsetzung der BGF beruht auf Freiwilligkeit der Arbeitgeber*innen und ist nicht gesetzlich bindend. Die Krankenkassen sind jedoch dazu verpflichtet Leistungen anzubieten (siehe § 20a SGB V). Die Organisation und Versicherten können, wie in Kapitel 3.1 erwähnt, einen Bonus der Krankenkassen für die Bereitstellung und Teilnahme an gesundheitsförderlichen Angeboten erhalten. (vgl. BMG 2011, S. 8)

Die Arbeits- und Handlungsfelder sind umfangreich. Einsatzfelder betreffen zum Beispiel die Gestaltung der gesundheitsfördernden Arbeitsumgebung, die Beratung zu einem gesundem Lebensstil, die Optimierung der Gesundheitskompetenz der Mitarbeiter*innen und das überbetriebliche Networking zur Thematik. (vgl. Müller 2020, S. 74 f.)

Anhand der nachfolgenden Tabelle werden einige praktische Beispiele der BGF genannt. Allen Maßnahmen und Angebote stehen die Förderungsgelder der Krankenkassen zur Verfügung. (vgl. Müller 2020, S. 74 f.)

Arbeitgeber*innen	Arbeitnehmer*innen
Gesunde Kantinenkost	Ernährungskurse Ernährungsberatung
Gesundheitsfördernde Arbeitsplatzgestaltung	Rückenkurse Walking
Gesundheitsgerechte Mitarbeiter*innen Führung	Kurse zur Entspannung Stressmanagement Weiterbildung
Rauchfreier Betrieb Verbesserung des Betriebsklimas (Maßnahmen gegen Mobbing, Personalführung)	Kurse zur Rauchentwöhnung Hilfs- & Beratungsangebote
Etablierung von Gesundheitszirkeln Bauliche Maßnahmen zur Gesundheitsförderung	
Arbeitsplatzwechsel Flexible Arbeitszeiten	
Leitbild Transparente Kommunikation Führungskompetenz	

Tabelle 2 Vorteile Arbeitgeber*innen und Arbeitnehmer*innen von BGF (vgl. Bundesministerium für Gesundheit 2019)

Die ausgewählten Maßnahmen helfen die Arbeitsbelastungen und Gefährdungen zu identifizieren und zu verringern. Die Unterteilung der Maßnahmen geschieht in Verhaltens- und Verhältnisprävention. (vgl. Pfannstiel, Mehlich 2018, S. 91)

Die Verhaltensprävention setzt sich mit dem gesundheitsbezogenen Verhalten der Beschäftigten auseinander und versucht Einfluss auf die sukzessive Erlangung der Gesundheitskompetenz zu nehmen. Das Ziel der Verhältnisprävention beschreibt die Vorbeugung vor strukturell- und arbeitsbedingten Gefährdungsfaktoren der beruflichen Tätigkeit und die gesundheitsgerechte Gestaltung des Arbeitsplatzes. (vgl. Uhle, Treier 2019, S. 166)

Die BGF orientiert sich am Salutogenese–Modell. (sieheKapitel 3.) Die Ausrichtung der Konzepte basiert auf drei Grundorientierungen:

- Verstehbarkeit (die Beschäftigten sind sich über den Zweck Maßnahmen bewusst)
- Handhabbarkeit (Partizipation der Beschäftigten zu den Maßnahmen)

- Sinnhaftigkeit (Grundhaltung zu Maßnahmen und der Problembewältigung) (vgl. Behr 2005, S. 28 f.)

Die Grundorientierungen sind entscheidend für die erfolgreiche Umsetzung der Maßnahmen und Zielsetzungen. (ebd., S. 28 f.) Dazu spielt die Grundhaltung und Unterstützung der Führungskräfte eine entscheidende Rolle. (vgl. Scholz et al. 2018, S. 345)

4.1 Bedeutung für die Pflege und Best Practice Modelle

Wie in der Einleitung erwähnt, beschreiben die hohen Arbeitsbelastungen an die beruflich Pflegenden und die Problemstellungen die Notwendigkeit eines konzeptionellen Ansatzes und die konsequente Durchführung der BGF.

Wie bereits erläutert, ermöglicht das BGF bei prozessorientierter Steuerung des BGM eine Vielzahl von Effekten auf die Mitarbeiter*innen Gesundheit. Dies spricht für einen Einsatz in den Pflegeeinrichtungen, denn:

Motivierte Pflegekräfte leisten mehr, welches der Qualität und letztendlich den Patient*innen zugutekommt. Zufriedene und wertgeschätzte Beschäftigte tragen zur Imageverbesserung bei, was potenzielle Bewerber*innen anzieht. (vgl. Behr 2020, S. 301)

Neben den hohen Kosten durch fehlendes Personal entstehen Störfaktoren, die zu Problemstellungen in den Betriebs- und Arbeitsabläufen führen. Langfristig wird so die Weiterentwicklung der Personal- und Organisationsentwicklung verhindert. (Behr 2005, S. 16)

Die zur Verfügung stehenden Maßnahmen zum Erhalt und zur Förderung der Gesundheit sollten daher als selbstverständlich angesehen werden, da die vorhandenen Arbeitnehmer*innen ein wertvolles Gut der Pflegeeinrichtungen darstellen. (ebd., S. 11)

Beispiele für BGF in Pflegeeinrichtungen

Im Rahmen der BGF startete im Jahr 2013 – 2016 eine Initiative des BMG, die den Tabakkonsum in der Altenpflegeausbildung verringern sollte, da im Vorfeld festgestellt wurde, dass über die Hälfte der Auszubildenden rauchten. Die Projekte „Astra" und „PATRES" befassten sich mit der Gewinnung von Gesundheitskompetenz und der Tabakprävention in Pflegeberufen. Im Projekt „PATRES" ging es um die Einführung von Raucher*innen Beratung und Stressbewältigung in den Pflegeschulen. Unter dem Titel „Astra plus" wurden die Ziele der beiden Kampagnen zusammengefasst. „Astra Plus" verfolgte das Ziel, die

Gesundheitskompetenz der Pflegekräfte in die berufliche Praxis umzusetzen, um als Vorbild zur Verringerung von Tabakkonsum mitzuwirken. Nach Abschluss der Modellförderung wurde das Programm von der DAK Gesundheit unter dem Titel „gesundes Arbeiten in sozialen Berufen" übernommen. (BMG 2017, S. 5)

Ein weiteres praktisches Beispiel zur Umsetzung von BGF in die Pflegepraxis ist das Seniorenhaus „Albert Schweitzer" der Diakonie Riesa-Großenhain gGmbH. Im Rahmen des BGF führte die Organisation das Projekt „Kurzpausen" ein. In der Aktion ging es darum, öfter kurze Pausen während der Arbeitszeit einzulegen, um präventiv Stress und Überforderung zu vermeiden. Die seit 2003 eingeführten Personalbefragungen ermöglichen die BGF und Arbeits- und Gesundheitsschutz Maßnahmen immer wieder anzupassen und auf Evidenz hin zu überprüfen. Die Teilnahme der Mitarbeiter*innen an den Maßnahmen wurde monetär vergütet. (ebd., S. 5)

Das BGF Projekt „Pflege Prävention 4.0" in einer Einrichtung des Deutschen Caritasverbandes – St. Gereon Seniorendienste gGmbH, setzte auf die Übernahme und Etablierung der körperlichen und geistigen Gesundheit in das Unternehmensleitbild. Das umfassende Gesundheitskonzept und die Ergebnisse der regelmäßigen Personalbefragungen konnten die Fehlzeiten und die Fluktuation senken. (ebd., S. 6)

In einer Wohngemeinschaft für ältere Menschen, der WGfS GmbH, führte die Organisation innerhalb von 10 Jahren das BGM in die Organisationsstruktur ein. Seitdem ist die Ausdehnung gesundheitsförderlicher Maßnahmen im stetigen Ausbau. Dazu wurde dem Pflegepersonal ein 12-stündiges Kontingent im Jahr zur Verfügung gestellt, um an Angeboten der BGF teilzunehmen. Außerdem wurden Masseur*innen, Ernährungsberater*innen und eine Sozialpädagogin zur Supervision bereitgestellt. Seit 2016 verringerte sich der Krankenstand um 15 % und die Fluktuation wurde auf 7 % reduziert. (ebd., S. 6)

4.2 Hindernisse der Implementierung in die Pflegebranche

In der Hans-Böckler-Stiftung Studie (2019) beschäftigten sich die Akteure mit der Fragestellung: Welche Barrieren und Treiber tauchen auf, die zur Verhinderung von BGF in der Pflege führen?

Dazu wurden verschiedene Ebenen betrachtet. Die überbetrieblichen Rahmenbedingungen, die Organisations- und Managementebene sowie die subjektive Haltung und Arbeitsroutine.

Die Befragung der Führungskräfte stellte heraus, dass im Rahmen der BGF evidenter Handlungsbedarf besteht. Zusätzlich ließ sich ermitteln, dass viele Leitungs- und Führungskräfte nicht über ausreichendes Wissen und die nötige Fachkompetenz zum Themenfeld verfügen. Die zentrale Zusammenfassung der Ergebnisse ließ erkennen, dass die Handlungsbevollmächtigten zwar an der Reduzierung von Arbeitsbelastungen interessiert sind, jedoch wenig gesundheitsfördernde Maßnahmen angeboten wurden. Der Anteil an Personal, welches an Angeboten und Aktionen außerhalb der Arbeitszeit teilgenommen hatte, wurde als gering eingeschätzt. Weiterhin stoße die Umsetzung oft auf begrenzte Mittel und knappe Ressourcen. Die Bereitstellung von genügend Ressourcen sollte daher im Vorfeld der Implementierung gesichert werden. Nicht ausreichend vorhandene Ressourcen gefährden den Erfolg zur Implementierung. Zu den Ressourcen gehören zum Beispiel ausreichend finanzielle Mittel, Zeit und Personal. (vgl. Hielscher, Krupp 2019, S. 46 ff.)

5 Betriebliches Eingliederungsmanagement

Die hohe Zahl der Erkrankten in Betrieben führte dazu, dass am 1. Mai 2004 das Instrument des betrieblichen Eingliederungsmanagement (BEM) eingeführt und für die Arbeitgeber*innen gesetzlich verpflichtend wurde. Die gesetzliche Verankerung findet sich in § 84 Abs. 2 SGB IX. (vgl. Niehaus, Magin, Marfels et al. 2008, S. 6)

Unabhängig der Betriebsgröße sind die Institutionen verpflichtet, die Eingliederung von Beschäftigten durchzuführen, wenn diese länger als 42 Tage in einem Jahr krankheitsbedingt arbeitsunfähig gewesen sind. Das Ziel des BEM ist die Bekämpfung der Krankheitsursachen und das Anbieten von Lösungsvorschlägen, um einen erneuten Ausfall zu vermeiden. Zu Beginn des Eingliederungsprozesses ist die Identifikation und Analyse von Fehlzeiten nötig, um so Kontakt zu dem Betroffenen herzustellen. Während der Durchführung ist es ratsam individuelle Lösungen anzubieten. Zum Beispiel der Vorschlag eine andere Tätigkeit innerhalb des Unternehmens aufzunehmen, wodurch krankheitsbedingter Ausfall zukünftig vermieden werden soll. Langfristige Lösungen sollen die Gesundheit am Arbeitsplatz bis ins hohe Alter ermöglichen. (Sozialverband VdK 2016, S. 4 f.)

Der Eingliederungsprozess basiert seitens der Beschäftigten auf Freiwilligkeit und bedarf ihrer Zustimmung. Diese kann zu jeder Zeit widerrufen werden. Nach der Einwilligung beginnt der Prozess. Falls die Organisation ihrer Fürsorgepflicht nicht nachkommt, drohen rechtliche Konsequenzen, sollte der/die Arbeitgeber*innen Klage einreichen. Die Darlegung der Krankheitsdiagnose ist nicht zwingend notwendig, für den Erfolg des Verfahrens jedoch ratsam, damit individuelle Lösungen angeboten werden können. Das Beziehungsverhältnis sollte dementsprechend auf gegenseitigem Vertrauen basieren, da es sich um ein sensibles Thema für den Betroffenen handelt. Arbeitsrechtliche Konsequenzen und Angst vor Kündigung beeinflussen das Vertrauensverhältnis und führen zum Scheitern des Verfahrens. Der Prozess wird, wenn vorhanden, durch Interessenvertretungen (z. B. Schwerbehindertenvertretung) betreut und überwacht. Das Hinzuziehen von Betriebsärzt*in ist ebenfalls denkbar. (ebd., S. 5)

5.1 Welche Vorteile bietet BEM?

Wie in Kapitel 3.2 beschrieben, verfolgt das BGM zusätzlich zur Erhaltung der Gesundheit das Commitment. Das BEM unterstützt diesen Prozess. Die Kosten für die Einarbeitung und Einstellung neuer Mitarbeiter*innen werden gesenkt und der Wissensverlust durch ausgeschiedenes Personal wird vermindert. Aus der Perspektive der Beschäftigten bedeutet die Eingliederung die Wiederaufnahme der beruflichen Tätigkeit, was mit der Sicherung existenzieller Lebensbereiche einhergeht. (vgl. Knoche, Sochert 2013, S. 8 f.)

Resümee für die Praxis

In der Studie der Universität Köln zum Einsatz von BEM konnten folgende volkswirtschaftliche Effekte festgestellt werden:

In 36 % der befragten Fälle (n= 108) ist der Rückgang des Krankenstandes zu verzeichnen. In 29,7 % (n= 89) ist die Annahme der Leistungssteigerung und das gestiegene Engagement der Beschäftigten ermittelt worden. Bei 18 % (n= 54) wurde der Rückgang von krankheitsbedingten Kündigungen und in 4,7 % (n= 14) der Fluktuation der Beschäftigten festgestellt. (vgl. Niehaus et al. 2008, S. 107)

Betrachtet man die Erhebungsergebnisse der quantitativen Arbeitgeber*innen Befragung des Institut für Arbeit und Gesundheit der Deutschen Gesetzlichen Unfallversicherung (IAG) aus dem Jahr 2020, so lässt sich schlussfolgern, dass die rechtlichen Vorschriften und erforderlichen Maßnahmen zur praktischen Umsetzung des BEM in der Regel eingehalten werden. 89,1 % der Befragten führen die rechtlich verpflichtenden Handlungen des BEM durch.

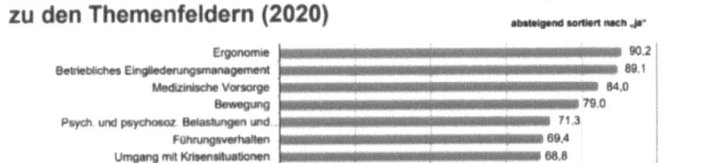

Abbildung 3 Maßnahmen zum Thema "Gesundheit im Betrieb" zu den Themenfeldern (IAG 2020)

5.2 BEM aus Sicht des Pflegepersonals

In einer qualitativen Studie der Westsächsischen Hochschule Zwickau und der Privaten Universität für Medizinische Informatik und Technik, befragten die Akteure die in Pflege und Betreuungseinrichtungen tätigen Arbeitnehmer*innen zum Thema BEM. Die Forschungsfrage lautete: „Welche Erwartungen haben Mitarbeiter*innen an die betriebliche Eingliederung?" (Opelt, Hegel, Rester 2020, S. 6)

Die Untersuchung verfolgte das Ziel, die Führungskräfte zum BEM zu sensibilisieren und beim Eingliederungsprozess von Beschäftigten zu unterstützen. Auf Grundlage von Entwicklungs- und Verbesserungspotential wurde das Forschungsfeld ausgewählt, um einen Beitrag zur Implementierung von BEM zu leisten. Innerhalb der Studie kam es zu folgenden Ergebnissen, welche in einem Kategoriensystem angeordnet wurden:

- Belastungen,
- betriebliche Gesundheitsförderung,
- Veränderung von Einstellungen,
- Wissen und Wahrnehmung zum BEM,
- Persönliche Vorbereitung auf Arbeitsplatzrückkehr,
- Maßnahmen und Beteiligte der Eingliederung (ebd., S. 6)

Belastungen

Innerhalb der geführten Interviews in der Kategorie „Belastungen" gab es Aussagen darüber, dass die Krankheitsdiagnose zu Ängsten bezüglich dem Verlust der Arbeit oder dem nicht-mehr-ausüben Können, der Tätigkeit geführt habe. Zusätzlich wurde die Furcht, von jüngerem Personal ersetzt und in finanzielle Notlage zu geraten, genannt. Bei der Wiedereingliederung in die Tätigkeit fühlten sich viele Beschäftigte von ihrem Arbeitsumfeld beobachtet und kontrolliert. „Die Alteingesessenen wissen das halt alle und verbinden das eben immer mit mir."... „Also im Buschfunk wird immer ganz was anderes erzählt, was in der Realität ist, und das ist hier bei uns speziell sehr schlimm"... Zusätzlich stellte sich heraus, dass Führungskräfte nicht immer einfühlsam genug agierten. (vgl. Opelt, Hegel, Rester 2020, S. 10)

Betriebliche Gesundheitsförderung

Die betriebliche Gesundheitsförderung spielt auch eine tragende Rolle im BEM, da sie bei den Befragten als im Vorfeld geplante Gesundheitsprävention als sinnvoll erachtet wurde. Die Befragten bedauerten, dass im Rahmen des BGF weder ausreichend noch langfristig genug geplant wurde. Es kam zu Aussagenwie:

„Man könnte vielleicht auch noch mehr machen..."... „Das geht mal einen Monat und dann läuft das aus und dann ist das ganze Jahr über nix"... „Weil ich denke, es müsste mehr für die Mitarbeiter getan werden."

Zusätzlich wurde der Wunsch nach außerbetrieblichen Aktivitäten und Projekten geäußert, um das Betriebsklima und die Teamverbundenheit zu kräftigen. Hindernisse und Barrieren tauchten in Form von Schichtarbeit und einem Ungleichgewicht der Work-Life-Balance auf. Die Vernachlässigung der Gesundheit wurde kritisiert in Verbindung mit der frühzeitigen Verhinderung von Fehlzeiten und dem akuten Personalmangel. (vgl. Opelt, Hegel, Rester 2020, S. 11)

Veränderung von Einstellungen

Durch die Erkrankung und die Wiedereingliederung beschrieben die Befragten, dass sich ihre Einstellung zur Arbeit verändert habe. Die Betroffenen gaben an, dass sich die Wiederaufnahme der Tätigkeit positiv auf ihre Psyche und die Rückkehr der Tagesstruktur auswirke. Die Einstellung zur eigenen Gesundheit wird somit sensibilisiert und das frühzeitige Erkennen von Stresssituationen ermöglicht. (vgl. Opelt, Hegel, Rester 2020, S. 11)

Wissen und Wahrnehmung zum BEM

Keiner der Befragten hatte im Vorfeld der Erkrankung fundiertes Wissen über BEM und den Prozessablauf. Im Zusammenhang mit dem immer älter werdenden Beschäftigten in der Pflege und dem fehlenden Pflegepersonal wird festgestellt, dass die Befragten an einem erfolgreichen BEM interessiert sind. Zudem sollte es laut ihrer Aussagen besonders in der Pflege und in Betreuungseinrichtungen über einen hohen Stellenwert verfügen. (vgl. Opelt, Hegel, Rester 2020, S. 12)

Persönliche Vorbereitung auf Arbeitsplatzrückkehr

Die Betroffenen gaben in den Interviews an, dass sie versucht hatten auch während der Erkrankung Kontakt zu Kolleg*innen und Vorgesetzten zu halten, um über Neuigkeiten und Veränderungen in der Organisation Bescheid zu wissen. In den geführten Gesprächen mit den Vorgesetzten wurden teilweise Schritte zum Eingliederungsprozess besprochen, was als positiv wahrgenommen wurde. Die

Befragten gaben auch an, dass sich die Rückkehr zur Arbeit als „gewöhnungsbedürftig" angefühlt habe. Eine persönliche Vorbereitung auf die Arbeitsplatzrückkehr wurde durch die Teilnahme an Rehasport Maßnahmen und Fitnessprogrammen geschildert.

Maßnahmen und Beteiligte der Eingliederung

Die positivsten Effekte des BEM wurden durch die Maßnahmen des stufenweise Wiedereingliederungsprozesses erreicht. Die stufenweise Wiedereingliederung beschreibt die etappenweise Steigerung der täglichen Arbeitszeit. Zuerst zwei, dann vier, dann sechs Stunden pro Tag. Die stufenweise Einteilung wird anhand der Schwere der Krankheit bestimmt. Jedoch konnten nicht alle Befragten positive Erfahrungen sammeln. Besonders fehlendes Verständnis von Führungskräften wurde als Grund angeführt.

6 Arbeits- & Gesundheitsschutz

Der Arbeits- und Gesundheitsschutz (ASG) ist seit über 200 Jahren ein für die Organisation verpflichtender Bestandteil der Arbeitswelt. (vgl. Knöll, Lugbauer 2020, S. 42) Sobald ein Arbeitsvertrag geschlossen wird, entsteht die „Fürsorgepflicht". (vgl. Piller 2019, S. 15) Der ASG wird im Arbeitsschutzgesetz geregelt und beruht auf der EU-Rahmenrichtlinie Arbeitsschutz. Die arbeitsmedizinische Vorsorge bildet die Basis für die Durchführung der arbeitsmedizinischen Vorsorgemaßnahmen. Die Vorsorgemaßnahmen sind so zu treffen, dass eine Gefahr für Leben und Gesundheit vermieden wird. Dies betrifft die Arbeitsräume, die Arbeitsmittel und technische Hilfsmittel. (ebd., S. 35)

Der moderne ASG umfasst den präventiven Schutz vor arbeitsbedingten Gefahren, physischen und psychologischen Belastungen der Gesundheit und verfolgt das Ziel, Arbeitsunfälle, arbeitsbedingte Gefahren und Belastungen zu verringern oder präventiv zu vermeiden. (vgl. Berufsgenossenschaft für Gesundheitsdienst und Wohlfahrtspflege 2017, S. 8) Dabei orientiert er sich am Leitbild der Ottawa-Charta zur Gesundheitsförderung und der WHO-Definition von Gesundheit. (vgl. Holzträger 2012, S. 23)

Das traditionelle ASG-Leitbild fokussierte sich auf die Pathogenese, das heißt Schutz der physischen Gesundheit. Heutzutage ist jedoch nicht nur die physische Gesundheit im Rahmen des BGM von Bedeutung, sondern auch der Schutz der psychosozialen Gesundheit (Salutogenese–Modell). (ebd., S. 25)

Der präventive ASG ist der wesentliche Handlungsbereich, wird jedoch autonom in der BGF betrachtet und setzt sich aus nachfolgenden Bausteinen zusammen: Der Primär-, Sekundär- und Tertiärprävention. Das Langzeitziel der Primärprävention verfolgt die Schulung der Gesundheitskompetenz und die Sensibilisierung der Mitarbeiter*innen auf die eigene Gesundheit. Hinzu kommt die Identifikation, arbeitsbedingte Gefahren zu erkennen und zu vermeiden. Die erkannten gesundheitsschädlichen Gefahren werden im Organisationsentwicklungszyklus nach dem PDCA–Prinzip strukturiert und optimiert. Die Sekundärprävention befasst sich mit der individuellen Ebene der Früherkennung von arbeitsbedingten Erkrankungen der Beschäftigten und der Einleitung von vorbeugenden Maßnahmen. Auf der Organisationsebene zielt sie auf die Berichtigung der Arbeitsgestaltung ab. Die Tertiärprävention beschreibt den individuellen Wiederherstellungsprozess der Gesundheit und die strukturierte Rückführung in den Arbeitsprozess. Werden die genannten Bausteine kontinuierlich im

Qualitätsmanagement dokumentiert und die geplanten Maßnahmen durchgeführt, etabliert sich ein integriertes BGM in den Organisationsstrukturen. (vgl. Anderson 2017, S. 279 f.)

Zwischen betrieblicher Gesundheitsförderung und Arbeitsschutz besteht im Rahmen des betrieblichen Gesundheitsmanagements ein enger Zusammenhang, hinsichtlich dem Erhalt und Förderung der Mitarbeiter*innen Gesundheit.

6.1 Gefährdungsbeurteilung in Pflege (Gefährdungsanalyse)

Die moderne Arbeitswelt befindet sich im ständigen Wandel und ist betroffen von gesellschaftlichen Veränderungen und dem technischen Fortschritt. Die Veränderungsprozesse z. B. durch Digitalisierung betreffen auch die Pflegebranche und wirken sich auf die Belastbarkeit des Pflegepersonals aus.

Die Gefährdungsbeurteilung ist daher ein Mittel zur frühzeitigen Erkennung von arbeitsbedingten Gefahren für die Gesundheit. Die gesetzliche Grundlage zur Durchführung der Gefährdungsanalyse der Arbeitgeber*innen ist im Arbeitsschutzgesetz geregelt und verpflichtend, sobald Personal beschäftigt wird. (vgl. Berufsgenossenschaft für Gesundheitsdienst und Wohlfahrtspflege (BGW) 2017, S. 8)

Die Richtlinien und Verpflichtungen finden sich in den nachfolgenden Gesetzen und Verordnungen:

- Arbeitsschutzgesetz, Arbeitssicherheitsgesetz
- Arbeitsstättenverordnung
- Betriebssicherheitsverordnung
- Biostoffverordnung
- Gefahrstoffverordnung
- Medizinproduktebetreiberverordnung
- PSA Benutzerverordnung (vgl. BGW, S. 12)

Die Durchführung der Gefährdungsbeurteilung erfolgt in sieben Schritten.

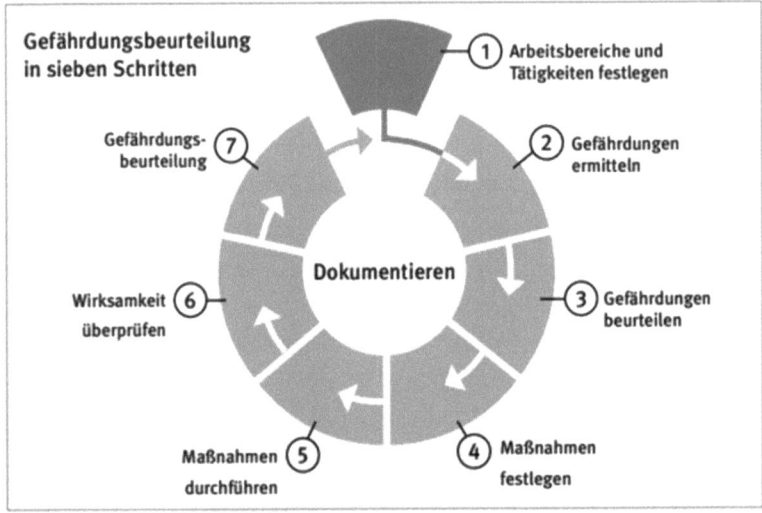

Abbildung 4 Gefährdungsbeurteilung (BGW 2017, S. 9)

1. Zuerst werden die Arbeits- und Tätigkeitsbereiche festgelegt, das heißt, dass potenzielle Gefahren identifiziert und aufgelistet werden. Die Einteilung erfolgt in personen-, arbeits- und tätigkeitsbezogene Arbeits- und Tätigkeitsbereiche. (ebd., S. 10)

2. Gefährdungen ermitteln: Die potenziellen Gefährdungsfaktoren von beruflich Pflegenden sind häufig biologisch und chemischer Natur, z. B. Urin, Speichel, Desinfektionsmittel, Medikamente. Hinzu kommen mögliche Gefahren durch bauliche Mängel. Außerdem sorgt organisatorisches Fehlverhalten, z. B. unzureichendes Schutzmaterial oder veraltete Technik, für Gefährdungen. Zur Ermittlung der gesundheitsschädlichen Faktoren können Personalbefragungen und die aktive Mitarbeit der Beschäftigten hilfreich sein, da sie in der täglichen Arbeit mit bestehenden Mängeln konfrontiert werden. (ebd., S. 12 f.)

3. Gefährdungen beurteilen: Nach der Ermittlung werden die Gefahren abgeschätzt und Ziele zur Vermeidung festgelegt. Die Einschätzung des Gefährdungsrisikos geschieht mit einer Skala, um die Höhe und die Schwere objektiv einschätzen zu können.

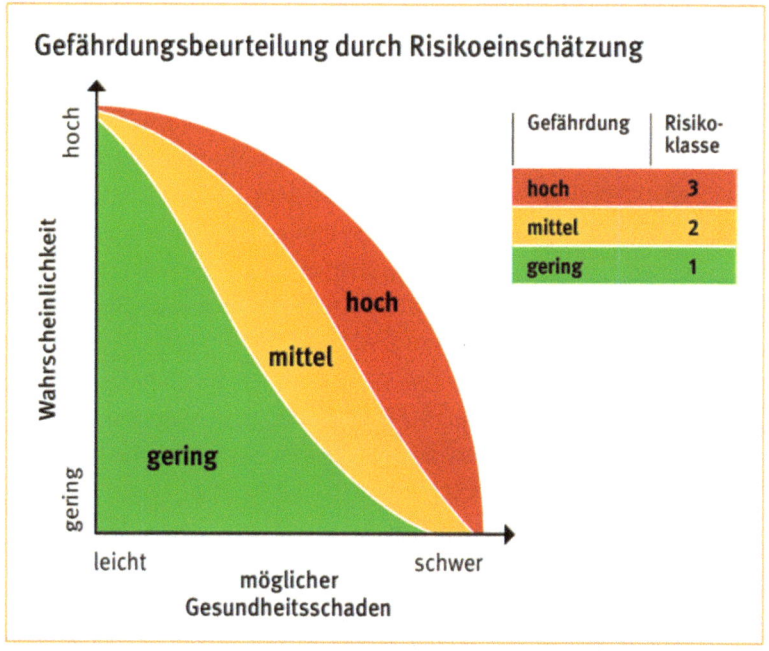

Abbildung 5 Gefährdungsbeurteilung durch Risikoeinschätzung (BGW 2017, S. 15)

4. Maßnahmen festlegen: Die Unterteilung findet in drei Risikoklassen statt. Risikoklasse 3 beschreibt den höchsten Risikograd einer Gefährdung und den verbundenen Grad der Gesundheitsschädigung. Risikoklasse 2 charakterisiert die Gefahren, die nicht unmittelbar gesundheitliche Folgen nach sich ziehen aber mittelfristig der Gesundheit schaden können. Die Art von Belastungen sind mittel- und langfristig nicht akzeptabel und müssen daher unverzüglich behoben werden. In Risikoklasse 1 befinden sich die Gefahren, welche im Rahmen der Gefährdungsanalyse keine Rolle spielen, da es sich um alltägliche Bedrohungen und das Lebensrisiko handelt. (ebd., S. 14 f.)

5. Bestimmung der Maßnahmen: Zur Beseitigung der Risikofaktoren hat sich die Kategorisierung in technisch-, organisatorisch- und personenbezogene Maßnahmen etabliert. Der gewünschte Effekt liegt auf der vollständigen Behebung des Risikos, was in der Praxis nicht immer erreicht wird. Bestehende Gefahren können möglicherweise durch Einsatz von technischen Hilfsmitteln behoben werden (z. B. durch elektronische, höhenverstellbare Pflegebetten). Die organisatorischen Maßnahmen

betreffen die Prozessoptimierung und Anpassung der Arbeitsabläufe, z. B. die Reinigung der Flure und Treppenhäuser nur in den Abendstunden, um die Rutschgefahr tagsüber zu vermeiden. Personenbezogene Maßnahmen sind erst dann erforderlich, wenn die Gefahr nicht anders verringert oder beseitigt werden kann (z. B. persönliche Schutzausrüstung zur Kontaktvermeidung von Gefahrstoffen). (ebd., S. 16)

6. Maßnahmen durchführen: In dieser Phase werden die festgelegten Maßnahmen in den Pflegealltag übernommen. Zum Schutz vor Überforderung ist ausreichend Zeit einzuplanen und die Bereitstellung ausreichender Ressourcen zu gewährleisten.

7. Die Auswertung dient zur Überprüfung des gesamten Prozesses und liefert Erkenntnisse zur Evidenz. Die Dokumentation der Ergebnisse erfolgt schriftlich. Wenn das Risiko nicht behoben werden konnte, beginnt der Prozess erneut bei Schritt 1.

Weiterführen der Gefährdungsanalyse: Die kontinuierliche Fortführung der Gefährdungsanalyse ist Bestandteil des erfolgreichen Arbeitsschutzes und des Qualitätsmanagements. Die Aktualisierung der Gefährdungsanalyse ist ratsam bei Veränderungen im Betriebsablauf, neuen Belastungen und der Neuanschaffung von Hilfsmitteln. Eine Übernahme in Team-Meetings ist außerdem empfehlenswert, um den ständigen Ausbau des Arbeits- und Gesundheitsschutzes voranzubringen. (ebd., S. 19 f.)

6.2 „GDA-Projekt" - Sicherheit und Gesundheitsschutz in der Pflege

In einem vierjährigen Zeitraum (2008-2012) haben sich Vertreter*innen der Bundes- und Landesebene und Expert*innen der Unfallversicherungsträger (UVT) in einem Arbeitsprojekt der Gemeinsamen Deutschen Arbeitsstrategie (GDA) mit dem Arbeits- und Gesundheitsschutz in stationären Pflegeeinrichtungen beschäftigt. Das Ziel des Projektes, kurz AP Pflege, verfolgte die Verringerung von Muskel-Skelett Erkrankungen (MSE) und Senkung der psychischen Arbeitsbelastungen der Pflegekräfte im Rahmen des ASG. Es wurden Kennzahlen erhoben und Strategien geplant, die in Zusammenarbeit mit den genannten Organen überwacht und beraten wurden. Die Auswertung verfolgte das Ziel, den aktuellen Stand, die Entwicklung und die Wirksamkeit der ASG Maßnahmen abzubilden. (vgl. Liese, Smieszkol, Wittreck 2013, S. 9)

Die Ergebnisse des Projektes wurden in die nachfolgenden Teilbereiche gegliedert:

- Arbeitsschutzorganisation
- Gefährdungsbeurteilung
- Gefährdung des Rückens
- Arbeitszeitgesetz
- Psychische Belastungen

Die Ergebnisse wurden mit Hilfe eines Online-Selbsteinschätzungsinstrument ermittelt.

Ergebnisse – stationäre Pflege

46,1 % der stationären Pflegeeinrichtungen verfügten über eine geeignete Arbeitsschutzorganisation. Der Wert erklärt sich durch das Fehlen von regelmäßig stattfindenden Arbeitsschutz-Meetings, sowie Defiziten in der Notfallplanung und der Ersten-Hilfe. (ebd., S. 37) Eine Verbesserung der Arbeitsschutzorganisation in der stationären Pflege fand unter Einbezug von Betriebsärzt*in und der Fachkraft für Arbeitssicherheit statt. Die Gefährdungsbeurteilung wurde in 22,9 % der Fälle durchgeführt. Die Kennzahl weist daraufhin hin, dass Optimierungsbedarf besteht. Es wurde ermittelt, dass eine fehlende Systematik in der Durchführung der Gefährdungsbeurteilung zu dem Ergebnis führte. In der Verringerung von MSE erreichten die stationären Einrichtungen 77,6 %. Optimierungsbedarf bestand in den Konzepten zur systematischen Rückenschulung. (ebd., S. 40 f.) In mehr als 90 % der Fälle hielten sich die stationären Einrichtungen an die Arbeitszeitgesetze. Die psychischen Arbeitsbelastungen wurden zu 78,1 % erkannt und offen diskutiert. (ebd., S. 42 f.)

Das Instrument stand auch nach Abschluss des Projektes weiterhin zur Verfügung, um den aktuellen Standpunkt im Arbeitsschutz zu analysieren und die Fürsorgepflicht zu unterstützen. (vgl. BGW 2013)

7 Betriebliches Gesundheitsmanagement in der Pflege

Das BGM ist in vielen großen Unternehmen ein fester Bestandteil des Managements. Die Vorteile (siehe Kapitel 3.) erlauben die Aussage, dass genauso die Pflegeeinrichtungen vom Einsatz profitieren können. Auch wenn die Verpflichtung zu BGF Maßnahmen nicht vom Gesetz verpflichtend ist, so empfiehlt sich der Wissenstransfer und die Übernahme in die Organisationsstrukturen. Die Unternehmensgröße spielt für den Erfolg keine Relevanz. Wie in Kapitel 4. dargestellt, zeigt der Einsatz von BGF Effekte auf die Mitarbeiter*innen Gesundheit. Das gesunde Personal trägt so zum langfristigen Erhalt der Organisation bei. (vgl. BMG 2017, S. 1)

Besonders sollte das Augenmerk auf die Reduzierung der Fehlzeiten und die spezifischen Arbeitsbelastungen fallen, um den Anreiz zur Implementierung in die Pflege voranzutreiben.

7.1 Fehlzeiten

Um die gesundheitsgefährdenden Faktoren für die Pflege zu identifizieren und anschließend zu analysieren, ist es notwendig, generelle Gesichtspunkte für krankheitsbedingte Fehlzeiten in den Pflegeberufen zu diagnostizieren. Die hohen Fehlzeiten basieren nicht ausschließlich auf den vorherrschenden Arbeitsbedingungen, sondern sind eine Kombination aus Gesundheitskompetenz, dem Umgang mit auftretendem Stress und der privaten Lebenssituation des Pflegepersonals, was sich auf den Gesundheitszustand auswirkt. Die Erkenntnisse über nicht arbeitsbedingte Gründe für Ausfälle können durch Personalbefragungen ermittelt werden. Die Auswertung von Arbeitsunfähigkeitsdaten (AU) lassen spezifische Einflussfaktoren zum Berufsbild erkennen. Die nachfolgenden Faktoren beruhen daher ausschließlich auf den ausgewerteten AU Daten. (vgl. Jacobs et al. 2020, S. 26)

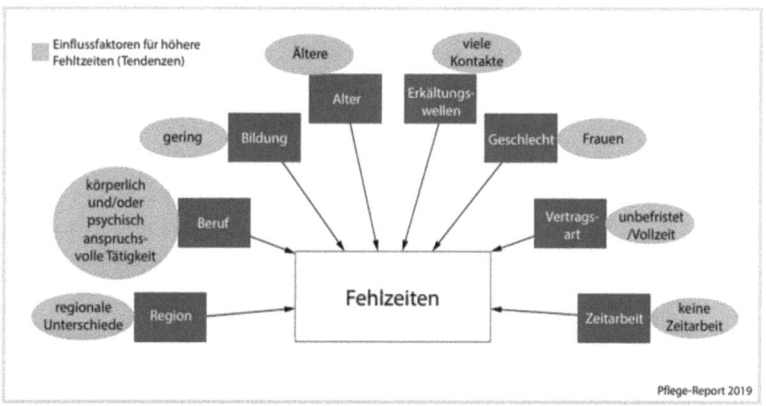

Abbildung 6 Fehlzeiten (Jacobs et al. 2020, S. 26)

Die physische und psychisch anspruchsvolle Tätigkeit im Beschäftigungsverhältnis ist ein erheblicher Faktor, der sich auf das Ausmaß und die Häufigkeit von krankheitsbedingtem Ausfall auswirkt. Ein niedriger Bildungsstand, der in Verbindung zu einem spärlichen finanziellen Einkommen steht, führt begünstigend zur Entstehung von Fehlzeiten bei. Ein niedriger Bildungsgrad steht in Verbindung mit einer beruflichen Tätigkeit, welche mehr Arbeitsbelastungen birgt sowie mit „Arbeitsplatzunsicherheit" einhergeht. Der Ort des Arbeitsplatzes gibt keinen offensichtlichen Aufschluss. Jedoch fällt auf, dass bestimmte Regionen mehr oder weniger von Ausfällen betroffen sind. Unterschiedliche Arbeits- und Lebensbedingungen lassen regionale Fehlzeitenfaktoren in den Betrieben vermuten. Das höhere Alter der Beschäftigten lässt die Tendenz zur Entstehung von chronischen Krankheiten betroffen zu sein erkennen. Arbeitnehmer*innen mit häufigem menschlichen Kontakt sind einer erhöhten Ansteckungsgefahr ausgesetzt (z. B. Grippeviren). Dies sorgt für einen wellenartigen Anstieg des Personalausfalls. Das Geschlecht ist ein weiterer Faktor, der auf die geschlechterspezifischen gesundheitlichen Belastungen und Risiken Auswirkungen nimmt. Auch die Vertragsart lässt Vermutungen über „Präsentismus" – krank zur Arbeit, zu. Es wird vermutet, dass ein höherer persönlicher Druck bei befristet Beschäftigten entsteht, welcher Präsentismus begünstige. Zeitarbeit ist, wie bei der Vertragsart, ein Faktor für die Tendenz zu Fehlzeiten. (ebd., S. 27 f.)

Die Auswertung des BKK-Gesundheitsreport 2020 und die BKK Umfrage „Gesundheit und Arbeit" aus dem Jahr 2017 kommen zu ähnlichen Schlussfolgerungen, betreffend der Arbeitsbelastungen in der Pflege. Die durchschnittliche Zahl an AU-Tagen in Gesundheits- und Sozialberufen beträgt 17,6 Tage im Jahr bei Männern und 21 Tage im Jahr bei Frauen. (vgl. Rennert, Kliner, Richter 2020, S. 117)   In der Altenpflege sehen sich 21,4 % der Pflegekräfte physisch und psychisch gefährdet, durch die Ausübung der beruflichen Tätigkeit. In diesem Zusammenhang wird deutlich, dass Handlungsbedarf an BGM besteht. Mehr als 80 % der Pflegenden nehmen an Angeboten der BGF teil, wenn dies angeboten wird. Ein BGF-Angebot besteht jedoch nur zu 43 %. (Kliner, Richter, Rennert 2017, S. 9)

7.2 spezifische Arbeitsbelastungen in pflegenden Berufen

Die Arbeitsbelastungen beinhalten neben einer hohen körperlichen Belastung auch die psychischen Anforderungen. Dauerhafter Stress und gesundheitliche Beschwerden sind die Folge. Auf Basis der Befragung der Bundesanstalt für Arbeitsschutz und Arbeitsmedizin aus dem Jahr 2018 (BAuA) wurden die Belastungen und Beschwerden von Pflegekräften (Altenpfleger*innen und Krankenpfleger*innen) erhoben, ausgewertet und mit anderen Erwerbstätigen verglichen. Die Gesamtanzahl (n) betrug 941 Pflegekräfte im Vergleich zu 19.015 anderen Erwerbstätigen. Die Evaluation kam zu folgenden Ergebnissen hinsichtlich der Belastungen der Pflegearbeit. (vgl. BAuA, 2020)

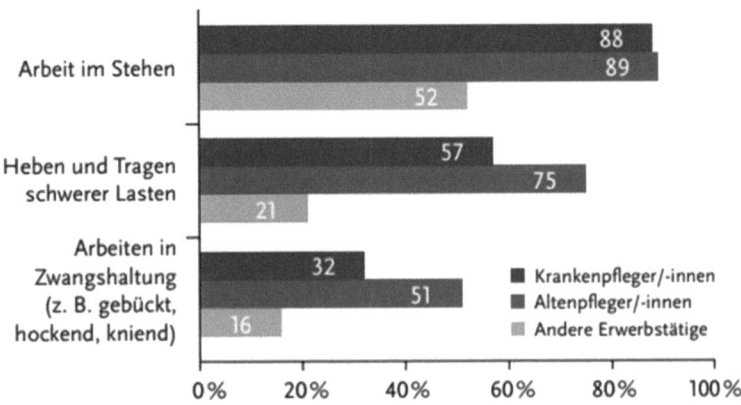

Abbildung 7 Physische Belastungen in Pflege (BAuA 2020)

Die Abbildung zeigt, dass besonders die Arbeit im Stehen (88 %, 89 %), das Heben und Tragen schwerer Lasten (57 %, 75 %) und die Arbeit in Zwangshaltung (32 %, 51 %) als körperliche Belastungen angegeben wurden. Im Vergleich zu den anderen Erwerbstätigen ist dies anhand der Kennwerte nicht so ausgeprägt wie in einem pflegerischen Beruf (52 %, 21 %, 16 %). (vgl. BAuA 2020)

Die nachfolgende Abbildung zeigt die psychischen Belastungen der Pflegekräfte.

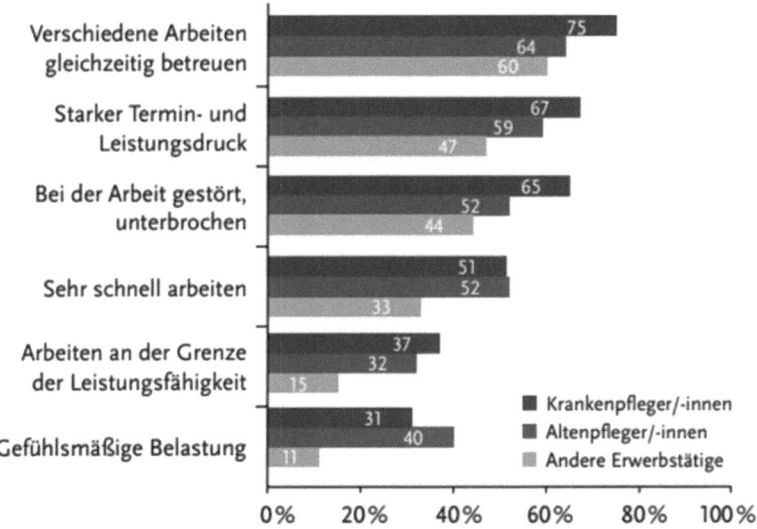

Abbildung 8 psychische Belastungen von Pflege (BAuA 2020)

Anhand der Grafik lässt sich ablesen, dass die Pflegekräfte eine höhere psychische und physische Belastung empfinden als andere Erwerbstätige. Besonders von „verschiedenen Arbeiten gleichzeitig betreuen" sind die Krankenpfleger*innen mit 75 % am meisten betroffen. Weitere Faktoren für die psychischen Belastung wurden anhand des hohen Zeit- und Termindrucks ermittelt. Hinzu kamen Störungen und Unterbrechungen in der Tätigkeit. Außerdem wurde festgestellt, dass die Pflegekräfte im Vergleich zu anderen Erwerbstätigen (33 %) sehr schnell arbeiten müssen (65 % Krankenpfleger*innen, 52 % der Altenpfleger*innen).

„Versteckte" Arbeitsbelastungen

Nicht alle Arbeitsbelastungen und gesundheitlichen Gefährdungen sind in Befragungen von Pflegekräften offen ersichtlich. „Versteckte" Gefahren, die besonders in der Alten- und stationären Versorgung anzutreffen sind, gehen von der Arbeit im Grenzbereich zwischen „Leben und Tod", Gebrechlichkeit und Leid aus. Der Prozess von ressourcenorientierter Pflege hin zur Betreuung und Sterbebegleitung sorgt für Spannungen. Der Umgang mit Sterben und Leid ist für die Pflegekräfte Arbeit, was emotional verarbeitet werden muss. Maßnahmen, die im Rahmen des BGF getroffen werden können, sind z. B. Teambesprechungen und Seelsorge. (vgl. Behr 2005, S. 29 f.)

Ökonomisierung – Einfluss auf Pflegende

Im Rahmen der Veröffentlichung „Emotionsarbeit in der Pflege" von Schmedes (2020) führte die Akteurin 18 leitfadengestützte Interviews mit Pflegenden durch. Es stellte sich heraus, dass die Ökonomisierung einen zentralen Einfluss auf die Arbeits- und Pflegesituation verursacht. Die Erhöhung der Arbeitsbelastungen aufgrund von Zeitmangel, knappen finanziellen Ressourcen und Personalmangel seien die Folge. Außerdem wurden Auswirkungen auf das Image des Berufs und die abnehmende Motivation der Mitarbeiter*innen ermittelt. (vgl. Schmedes 2020, S. 150)

Folgende Aussagen wurden getroffen:

„(...) die Bewohner kommen oft schon fast sterbend zu uns. Das ist einfach so, die Pflege ist schneller geworden, das ist fast Akkord geworden (...) Mehr Zeitdruck ist da. Also, es geht einfach nur ums Geld. Ist einfach so. Und der Bewohner steht nicht im Mittelpunkt. Der Bewohner vielleicht noch ein bisschen, aber der Mitarbeiter überhaupt nicht mehr. Und im Mittelpunkt steht das Geld." (ebd., S. 150)

Finanziellen Einsparungen, schlechte Bezahlung und die reduzierten Leistungen der Krankenkassen ließen die Pflegenden zweifeln, ob qualitativ hochwertige Arbeit noch von Bedeutung sei oder ob es nur um Kosteneinsparung und Gewinnmaximierung ginge. Diese Faktoren steigerten den Wunsch nach einer angemessenen Vergütung und mehr Wertschätzung für die geleistete Tätigkeit. (ebd., S. 152)

„Der Beruf hat eigentlich noch einen höheren Stellenwert wie früher, finde ich. Aber der wird irgendwie nicht belohnt, oder man wird dafür nicht belohnt, für die Arbeit, die man leistet. (...) Vom Gehalt – ja, wir kriegen wirklich zu wenig Geld, finde ich." (ebd., S. 152)

Die Effekte der Ökonomisierung und Sparmaßnahmen der Krankenkassen führten zur Verschiebung der Wertvorstellung von hochwertiger Pflege. Oft konnten die Pflegenden die Wünsche und Bedürfnisse der Patient*innen nicht erfüllen. Dies führte zur Entstehung von Konflikten zwischen hochwertiger Pflege und der Realität. (ebd., S. 153)

Fehlzeiten

Nachdem die Hintergründe von generellen Fehlzeiten in der Arbeitswelt bekannt (siehe Kapitel 7.1) und die offensichtlichen Arbeitsbelastungen in der Pflege identifiziert wurden, ist es hilfreich, die konkreten Gründe für krankheitsbedingten Ausfall und die gesundheitsgefährdenden Elemente exakter zu analysieren. Das Erkennen von gesundheitsschädlichen Faktoren dient als Grundlage zu Handlungsempfehlungen, auf die zum späteren Zeitpunkt noch detaillierter eingegangen wird. Die nachfolgenden Daten basieren auf den vorliegenden Arbeitsunfähigkeitsdaten der Mitglieder (2017). 43 % aller Versicherten sind in pflegenden Berufen tätig. Das entspricht einer Anzahl von 355.988 Mitgliedern in einem pflegenden Arbeitsfeld. Unter pflegenden Berufen fallen nur die Berufsgruppen, welcher Langzeitpflege zugeordnet werden. Darunter fallen: Altenpfleger*innen, Fachkinderkrankenpfleger*innen, Anstellungen in der Fachkrankenpflege, Gesundheits- und Krankenpfleger*innen und Führungskräfte in der Altenpflege. Pflegekräfte, die in einem Krankenhaus arbeiten, fallen nicht in die Auswertung. Die vorliegenden Daten geben Auskunft über Krankheitsdauer und Diagnose. Die Stammdaten, wie z. B. das Geschlecht, Alter, Wohnort, ermöglichen Informationen über die speziellen gesundheitsgefährdenden Arbeitsbelastungen in der Pflege zu treffen. (vgl. Drupp, Meyer 2020, S. 28 f.)

Insgesamt betrachtet liegt der Krankenstand in pflegenden Berufen mit 7,4 % deutlich über den der anderen Erwerbstätigen zusammengenommen (5,3 %). Besonders betroffen ist die Altenpflege, welche den höchsten Krankenstand aufweist (7,5 %). Sie liegt damit deutlich über dem durchschnittlichen Krankenstand aller Berufe. (ebd., S. 30)

In Bezug zum Fehlzeitenfaktor „Bildung" lässt sich erkennen, dass Pflegekräfte mit einer Ausbildung den höchsten Krankenstand aufweisen (7,6 %), was sich zum Krankenstand in anderen Gruppen als paradox erweist. Die Analysedaten beschreiben eine Senkung des Krankenstandes in anderen Berufsgruppen durch Ausbildung. Das lässt Spekulationen zu, dass die speziellen Arbeitsbedingungen in der Pflege in Bezug auf die Höhe von Fehlzeiten bedeutsam sind. (ebd., S. 33)

Die Diagnose bedingten AU-Fälle von Pflegekräften, im Vergleich zu anderen Berufsgruppen, werden anhand der nachfolgenden Statistik dargestellt:

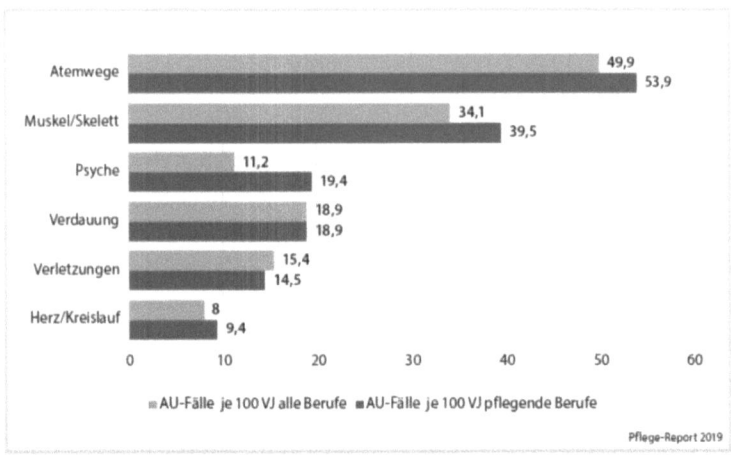

Abbildung 9 AU-Tage von Pflegekräften (Jacobs et al. 2020)

Die Abbildung zeigt, dass besonders Atemwegs-, Muskel-, Skelett-, Herz / Kreislauf- und psychische Erkrankungen ursächlich für Fehlzeiten in den pflegenden Berufen sind. Der Grund, der für die Atemwegserkrankungen angegeben wird, ist der Kontakt zu Patient*innen, wodurch das Ansteckungsrisiko erhöht wird. Die Beanspruchung der pflegerischen / physiologischen Tätigkeiten, z. B. Waschen und Lagern der Patient*innen, kann langfristig zu Muskel / Skelett Erkrankungen führen. Durch Tod, Leid, „schwierige" Bewohner*innen und Zeitdruck haben die Pflegekräfte eine erhöhte Belastung auf psychischer Ebene, was im Zusammenhang mit den diagnosebedingten AU-Fällen steht. Die auftretende Fallhäufigkeit liegt bei 73 % und somit über der Fallhäufigkeit anderer Berufe. Die häufigste Diagnose der psychischen Belastung ist die Depressive Episode (ICD F 32), gefolgt von Reaktionen auf schwere Belastungen und Anpassungsstörungen (ICD F 43). (vgl. Drupp, Meyer 2020, S. 39 ff.)

Studie - zum Erleben der Tätigkeit aus der Sichtweise von Pflegenden

In der qualitativen Studie von Kraft und Drossel (2019) kommt es zu ähnlichen Tendenzen bezüglich der Arbeitsbelastungen. Anhand strukturierter Interviews wurde untersucht, wie sich das Empfinden der pflegenden Tätigkeit auf das berufliche, gesundheitliche und soziale Erleben der Pflegekräfte auswirkt. Die Untersuchung verfolgte das Ziel, Erkenntnisse über tägliche Arbeitsbelastungen in der stationären Pflege zu gewinnen, die Selbstwahrnehmung der Pflegenden auf das Berufsbild darzustellen und Bedürfnisse / Wünsche zu erkennen. Die wesentlichen Ergebnisse der Studie deuten darauf hin, dass fehlendes Personal und das tägliche Arbeitspensum Gründe für die erhöhten Arbeitsbelastungen seien. Weitere Faktoren seien der Wechselschichtdienst, das Einspringen bei Personalausfall und der nicht vorhandene Freizeitausgleich, der mit Abnahme der sozialen Kontakte außerhalb der Arbeit beschrieben wurde. Subjektiv wurden das schlechte Betriebsklima und die Abnahme an Motivation beschrieben. Innerhalb der Interviews wurden folgende Aussagen getroffen, die im Rahmen des betrieblichen Gesundheitsmanagement von Relevanz sind:

> „Man ist natürlich, wenn man dann frei hat, nur damit beschäftigt, sich selbst zu regenerieren, wenn man das schafft, und hat kaum noch Zeit für Freunde und Familie"... „Angespannt. Kann schlecht abschalten und überlege schon, wie der nächste Tag so wird, und da habe da eigentlich schon keine Lust mehr, dahin zu gehen"... „ich war ziemlich verspannt und hatte dadurch auch richtig Schwindel und Kopfschmerzen, ..." (Kraft, Drossel 2019, S. 42)

Die Schlussfolgerung der Studie legte den Akteuren nahe, dass die betriebliche Gesundheitsförderung und Prävention fester Bestandteil in der Ausbildung von Pflegekräften werden solle. Darüber hinaus müssten regelmäßige Fort- und Weiterbildungsmöglichkeiten in den Organisationen durchgeführt werden, um präventiv vor Erkrankungen zu schützen. Die Umsetzung der Maßnahmen zur Verringerung der Arbeitsbelastungen sei Aufgabe von Leitungs- und Führungskräften. (vgl. Kraft, Drossel 2019, S. 44)

Durch die Benennung der generellen und speziellen arbeitsbedingten Belastungen und gesundheitsgefährdenden Einflussfaktoren in der Pflege, können individuelle Präventivmaßnahmen und Konzepte zur gesundheitsförderlichen Arbeitsumgebung entwickelt und Ziele formuliert werden, die das erfolgreiche BGM ermöglichen.

8 Controlling: Steuerung und Qualitätssicherung

Zur Steuerung und Qualitätssicherung des BGM ist die Erhebung und Analyse hinsichtlich der wissenschaftlichen Gütekriterien nötig. (vgl. Uhle, Treier 2011, S. 156)

Das Treiber-Indikatoren Modell beschreibt einen Prozess der Qualitätssicherung und kann als Grundlage der Kennzahlenerhebung fungieren.

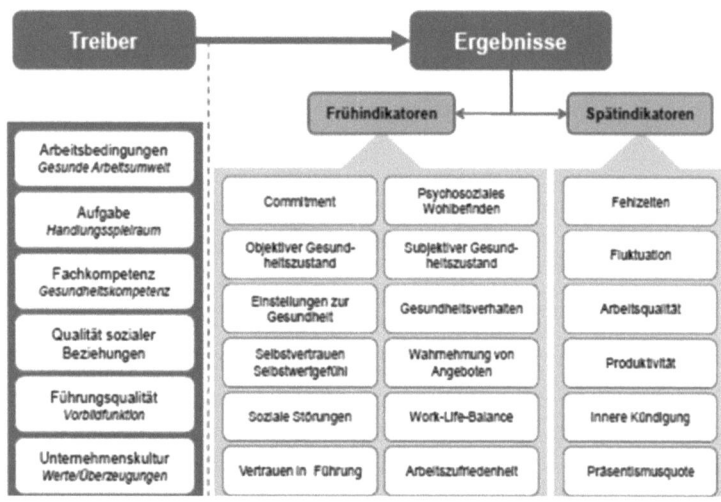

Abbildung 10 Treiber- Indikatoren Modell (Uhle, Treier 2011, S. 190)

In der Abbildung werden die Ergebnisse in Früh- und Spätindikatoren unterteilt. Die Frühindikatoren definieren sich auf der psychologischen-, sozialen- und biologischen Ebene. Die psychologische Ebene beschreibt z. B. Stress, Verhalten, Motivation, Müdigkeit oder Angst. Die soziale Ebene beinhaltet z. B. soziale Netzwerke, Konflikte im Team und das Führungsverhalten. Die biologische Ebene charakterisiert die Ernährung, Vorerkrankungen oder bestehende Erkrankungen. (vgl. Uhle, Treier 2011, S. 189 f.)

Spätindikatorenstellen hochverdichtete Informationen multikausalerProzesse dar. Sie sind deskriptiv, vereinzelt und reaktiv. (Uhle, Treier 2011, S. 190)

Die Evidenz von BGF lässt sich mit der Hilfe von Metaanalysen überprüfen. Besonders die Subjektivität von Effekten auf die Gesundheit und die speziellen Problemstellungen in der Pflege (siehe Kapitel 7.), erfordern eine kritische Betrachtung der Kennzahlen, um allgemeingültige Rückschlüsse auf die Wirksamkeit zu erzielen. (vgl. Uhle, Treier 2011, S. 191)

8.1 Qualitätssicherung: DIN SPEC 91020

Im Jahr 2010 wurde ein Arbeitskreis zwischen der DIN in Berlin und der B.A.D Gruppe (Gesundheitsvorsorge und Sicherheitstechnik GmbH) gegründet. Zielstellung war es, die Implementierung von BGM in die Organisation zu standardisieren und eine qualitative, systematische Umsetzung und Messbarkeit zu etablieren. Die ausgearbeitete DIN SPEC 91020 beschreibt eine Win-Win Situation zwischen Arbeitgeber*innen und den Beschäftigten. Auf der einen Seite wirkt sich die Implementierung von BGM positiv auf die Gesundheit des Personals aus. Daraus resultiert nun auf der anderen Seite eine gesteigerte Effizenz der Produkt- bzw. Dienstleistung.

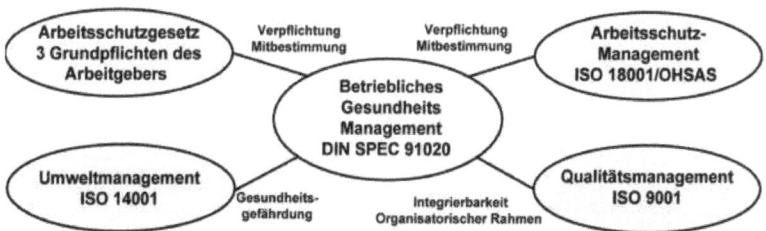

Abbildung 11 Betriebliches Gesundheitsmanagement DIN SPEC 91020 (Kaminski 2013)

Wie in der Abbildung dargestellt, besteht eine Zusammenarbeit zwischen dem Arbeitsschutz-Management ISO 18001/OHSAS, dem Arbeitsschutzgesetz, dem Umweltmanagement ISO 14001 und dem Qualitätsmanagement ISO 9001. Die Umsetzung der gesetzlichen Regelungen und Anforderungen ist teilweise verpflichtend, teilweise freiwillig. Die Einführung der DIN SPEC 91020 passt sich den klassischen DIN-Managementsystemen an und lässt sich in das Managementsystem für Arbeitssicherheit, Qualitätsmanagement und Umweltschutz integrieren. (vgl. Kaminski 2013, S. 37 f.)

8.2 Skizze: „7-Schritte-Modell" zur BGM - Einführung

Die Einführung von BGM dauert in der Regel zwei Jahre. (vgl. Wienemann, Rimbach 2008, S. 42) Dementsprechend ist ein strukturiertes und individuelles Vorgehen ratsam.

Das 7-Schritte-Modell von Pfaff, Zeike (2019) skizziert den Implementierungsprozess in die Unternehmenskultur und bildet einen Handlungsleitfaden. Das Modell wird aufgrund seiner Aktualität und Anwendbarkeit auf die Pflege herangezogen und durch ähnliche Konzepte und Methoden modifiziert und ergänzt.

Basierend auf den erhobenen Kennzahlen bildet das Modell die Grundlage für das BGM–Controlling. (vgl. Pfaff, Zeike 2019, S. 62)

Die 7–Schritte bauen wie folgt aufeinander auf:

1. Strategie festlegen
2. Strategie- und Entwicklungsprozess
3. Diagnose und Evaluation
4. Interventionsplanung
5. Intervention
6. Struktur- und Prozessevaluation
7. Diagnose und Evaluation

Schritt 1: Strategie festlegen

Der erste Schritt ist Teil des strategischen Controllings und beschreibt die langfristige Planung der Strategie. In der Entwicklung ist es ratsam, alle Führungskräfte und BGM Akteure zu berücksichtigen, um eine aktive Mitarbeit und Gestaltung zu fördern. (vgl. Pfaff, Zeike 2019, S. 65)

Die Strategiebildung geschieht vonseiten des Organisationsmanagements. Die Unterteilung der Organisationsstrategie findet auf normativer, strategischer und operativer Ebene statt. Die normative Ebene beschreibt die Übernahme der Mitarbeiter*innen Gesundheit in das Unternehmensleitbild. Die strategische Ebene definiert die Planung der Organisationsstrukturen und Projekte. Die operative Ebene beschäftigt sich mit der Evaluation von Prozessen. (vgl. Rimbach 2013, S. 334)

Zur Dokumentation der Strategie können verschiedene Assessmentinstrumente dienen. Die SWOT-Analyse oder das „Balanced Scorecard" Konzept haben sich hierzu bewährt.

Die SWOT-Analyse ermöglicht die Identifikation von Problemstellungen und dient als Grundlage der Ziel- und Maßnahmenplanung. (vgl. Eremit, Weber 2016) Die Messung und Auswertung des gesamten Implementierungsprozesses ermöglicht diesbezüglich eine Erhebung von Kennzahlen.

Das Balanced-Scorecard-Konzept beschreibt einen ähnlichen Ansatz wie die SWOT–Analyse. Der Unterschied besteht darin, dass das Balanced-Scorecard nicht ausschließlich finanzielle-, sondern auch die nicht-finanziellen Kennzahlen im Zusammenhang betrachtet. (vgl. Ulich, Wülser 2015, S. 222) So werden als Organisationsziel Kosteneinsparungen benannt, nicht nur die Steigerung der Mitarbeiter*innen Gesundheit. (Horváth et al. 2009, S. 27)

Schritt 2: Strategie- und Entwicklungsprozess

Im zweiten Schritt werden spezifische Ziele definiert und gemessen. Zur Zielfestlegung können verschiedene empirische Techniken und Ansätze verwendet werden. Im 7-Schritte-Modell wird die „Ziel-Mittel-Hierarchie" Arbeitsweise verwendet. Diese Methode erleichtert die Erkennung und strukturierte Darstellung der Zielprioritäten im BGM. Außerdem empfiehlt sich vor Beginn der Maßnahmenplanung die systematische Analyse der Problemstellungen. Als Erhebungsinstrumente können quantitative, objektive Verfahren verwendet werden, z. B. Fehlzeitenanalyse, Unfallstatistiken, Altersstrukturanalyse, Gefährdungsbeurteilungen sowie Arbeitssituationsanalysen, Einzelinterviews oder Gesundheitszirkel. (Rimbach 2013, S. 343)

Schritt 3: Diagnose und Evaluation

Nun erfolgt die erste Diagnose und Evaluation, welche im siebten Schritt des Modells wiederholt wird. Es wird zuerst der Ist-Zustand ermittelt. Der Ist-Zustand liefert die Grundlage der Bedarfsanalyse. Diese wiederum gibt Aufschluss über die Einsatzbereiche und möglichen Interventionen, die der Erreichung des Soll-Zustandes dienen. Die Einführung von Schwellenwerten hilft Überschreitungen zu erkennen und signalisiert frühzeitiges Handeln (Intervention). (vgl. Pfaff, Zeike 2019, S. 82 ff.)

Schritt 4: Interventionsplanung

Die Planung ermöglicht, präventiv die identifizierten Problemstellungen auszuschließen oder zu verringern. Es empfiehlt sich die Benennung von Personen und Steuergremien, die die geplanten Interventionen durchführen und überwachen. Die Personen und Steuergremien setzen sich aus Betriebsrat, Personalmanagement, einer Fachkraft für Arbeitssicherheit und möglicherweise externen Berater*innen zusammen. (vgl. Rimbach 2013, S. 340)

Die Interventionsplanung wird in Struktur- oder Prozessmaßnahmen differenziert. Die Strukturmaßnahmen betreffen die Veränderung der Organisationsstrukturen. Die Prozessmaßnahmen beschreiben Maßnahmen zur internen und externen Mitarbeiter*innen Gesundheit. Die SMART-Kriterien (spezifisch, messbar, attraktiv, realisierbar, terminierbar) sind zur Zielformulierung festzulegen. (Pfaff, Zeike 2019, S. 90 ff.)

In der Online-Arbeitgeber*innen Befragung „Gesundheit im Betrieb" von 2010 - 2020 des Instituts für Gesundheit und Arbeit der Deutschen Gesetzlichen Unfallversicherung (IAG), kommt es zu ähnlichen Ergebnissen:

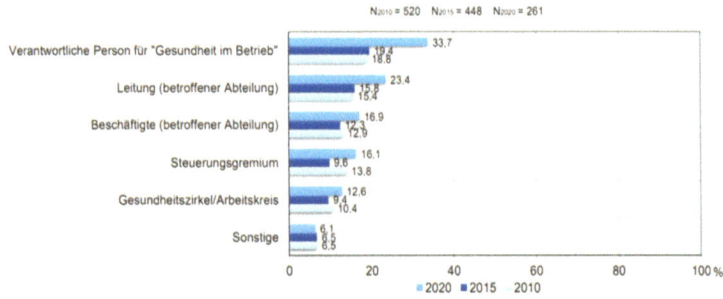

Abbildung 12 Evaluation: Wer ist in Ihrem Unternehmen an der Evaluation beteiligt? (IAG 2020)

Die Abbildung zeigt das Ranking und den Vergleich zwischen den letzten zehn Jahren der Evaluationsbeteiligten. Das Vorhandensein einer verantwortlichen Person für „Gesundheit im Betrieb" beträgt im Jahr 2020 33,7 %, was einen Anstieg von 14,3 % bedeutet. Eine weitere Rolle spielen die Leitungskräfte mit 23,4 %. Gefolgt von Beschäftigten (16,9 %), Steuerungsgremien (16,1 %), Gesundheitszirkel (12,6 %) und Sonstigen (6,1 %).

Schritt 5: Intervention

Im fünften Schritt werden die Handlungsbevollmächtigten der Maßnahmenüberwachung bestimmt. Es empfiehlt sich, Führungskräfte für diese Aufgabe auszuwählen, da diese Personen oft Kenntnis über das Budget und den finanziellen Handlungsspielraum haben. Danach wird das Projektmanagement eingerichtet. Die Methoden des Projektmanagements können zur Erreichung der Maßnahmen und Ziele genutzt werden. Wie im Kapitel 7.3 Hindernisse und Barrieren benannt werden, tauchen auch an dieser Stelle oft Störfaktoren auf, die die Implementierung hindern könnten. Die präventive Implementierungsanalyse im Vorfeld trägt zu einer Reduktion dieser Störfaktoren bei. Die so genannten Change-Management-Prozesse beschreiben die Umsetzung der Maßnahmen und Strukturveränderungen in den Pflegeeinrichtungen. (Pfaff, Zeike, S. 93 ff.)

Schritt 6: Struktur- und Prozessevaluation

Die Struktur- und Prozessevaluation beschreibt einen Teil der Auswertung. Die Unterteilung findet in Umsetzungs- und Ergebnisevaluation statt. Die Umsetzungsevaluation überprüft, ob die Aktionen qualitativ und strukturell durchgeführt worden sind (Strukturevaluation). Die Prozessevaluation überprüft, ob Maßnahmen termingerecht und vollständig in die Prozesse der Einsatzbereiche erfolgt sind. Der Prozessevaluationsvorgang begleitet den gesamten Implementierungsprozess. (vgl. Pfaff, Zeike 2019, S. 95 f.)

Die folgenden Fragestellungen dienen als Hilfestellung zur Überprüfung:

- Wurde die Intervention so umgesetzt, wie sie geplant wurde?
- Hat die Intervention die Zielgruppe erreicht?
- Wurden alle geplanten Elemente der Intervention umgesetzt oder nur ein Teil?
- Waren alle Komponenten und Materialien der Intervention von ausreichender Qualität? (Pfaff, Zeike 2019, S. 96)

Schritt 7: Diagnose und Evaluation (zweiter Teil)

Wie im dritten Schritt erwähnt, findet im siebten Schritt eine erneute Diagnose und Evaluationsphase statt, was zu einem neuen Ist-Zustand führt. Die Ziele werden den Soll-Zustand betreffend überprüft. Wenn dies nicht der Fall ist, werden die Maßnahmen angepasst und der Zyklus beginnt von vorn. Sollten alle Ziele erreicht wurden sein, dienen die Kennzahlen und Ergebnisse nur zur Optimierung und zur Vermeidung von Rückfällen. Sollte der Ist-Zustand gleichbleibend oder eine

Verschlechterung eingetreten sein, so wird der Zyklus erneut durchlaufen. (vgl. Pfaff, Zeike 2019, S. 100 f.)

Betrachtet man in diesem Zusammenhang die Ergebnisse der IAG kritisch in Bezug auf die praktische Umsetzung, lässt sich eine Optimierung der regelmäßigen Durchführung der systematischen Evaluation erhoffen. Im Jahr 2010 wurde eine (teilweise) Evaluation nur in knapp der Hälfte der befragten Organisationen durchgeführt. 53,9 % der Befragten verneinten eine durchgeführte Evaluation innerhalb ihres Unternehmens. Im Jahr 2015 hat sich die Zahl der Unternehmen, in denen keine Evaluation stattfand, nicht signifikant verändert (52,6 %). 2020 stieg die Anzahl weiter auf 60,9 % an, was die praktische Relevanz zur systematischen Evaluation schwächer wirken lässt.

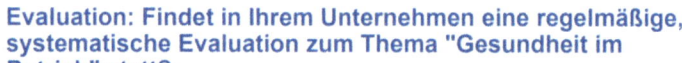
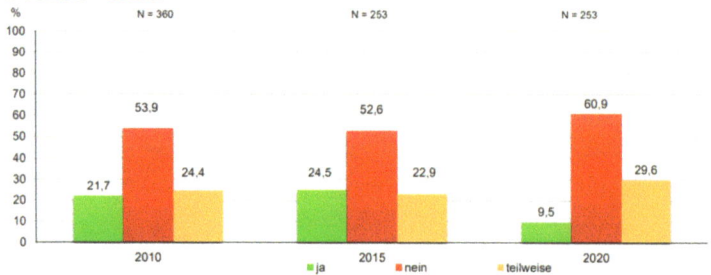

Abbildung 13 Evaluation von BGM (IAG 2020)

9 Handlungsempfehlungen für die Pflegepraxis

Zur Beantwortung der sekundären Forschungsfrage werden in diesem Kapitel Steuerungstools und Handlungsempfehlungen des BGM vorgestellt, die einen Anreiz zur Implementierung schaffen.

Die Auswertung der quantitativen Arbeitgeber*innen Befragung des Institut für Arbeit und Gesundheit der Deutschen Gesetzlichen Unfallversicherung (IAG), „Gesundheit im Betrieb" (2020) ergab, dass folgende Analyseinstrumente verwendet wurden, um Gefahren am Arbeitsplatz zu identifizieren.

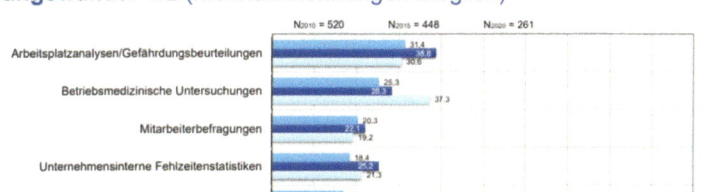

Abbildung 14 Instrumente zur Steuerung von BGM: Wenn Ja, welche Instrumente zur Analyse angewandt? (IAG 2020)

Die Gefährdungsbeurteilung (31,4 %) wurde am häufigsten zur Erkennung von Gefahren am Arbeitsplatz verwendet (siehe Kapitel 6.1). Dieses Instrument wird gefolgt von den betriebsmedizinischen Untersuchungen (25,3 %) und den Personalbefragungen (20,3 %).

Die zeitliche Auswertung von 2010 - 2020 lässt die Zunahme an Arbeitsplatzanalysen erkennen und den Rückgang der betriebsmedizinischen Untersuchungen. Zur Erfassung der Fehlzeiten werden unternehmensinterne Fehlzeitenstatistiken und AU-Datenanalyse erhoben. Die Erkennung und Entwicklung der Altersstruktur wird anhand von Altersstrukturanalysen durchgeführt.

HINWEIS: Die, in dem nachfolgenden Unterkapitel ausgewählten Handlungsempfehlungen, fungieren nicht als allumfassendes, evaluiertes BGM-Konzept, was für jede Pflegeeinrichtung übernommen werden kann, sondern dienen lediglich der Übersichts- und Informationsgewinnung.

9.1 Supervision

Als zentrale Problemstellung in der Pflege muss eine unzureichende Kommunikation genannt werden, was vielmals zu Konflikten innerhalb der Teams oder gegenüber Vorgesetzten führt. Auslöser sind die fehlende Zeit und die seit 2010 festgestellte Stresszunahme in Gesundheitsberufen. Daraus resultiert langfristig die Abnahme der Pflegequalität. Qualitativ hochwertige Pflegearbeit kann nur auf Basis teamorientierten Denkens und Handelns erfolgreich sein. Die Implementierung der Supervision in die Pflegeeinrichtungen bietet daher einen Lösungsansatz. (vgl. Knichwitz 2017, S. 68 f.)

Zur interdisziplinären Zusammenarbeit der Akteure sind folgende Grundsätze in die Organisationskultur zu etablieren. Sie bilden die Basis der Supervision:

- Fachlichkeit
- Respekt
- Wertschätzung
- Kommunikation
- Konfliktkultur (Knichwitz 2017, S. 70)

Die Fachlichkeit ist Grundlage der Kommunikation im pflegerischen Alltag, ohne die ein professioneller Austausch nicht möglich ist. Mangelnde Fachlichkeit der Akteure ist eher kontraproduktiv und nicht konfliktlösend. Die Fähigkeit, sich selbst zu reflektieren und die Leistung anderer Teammitglieder anzuerkennen, fördert eine Umgebung der Wertschätzung und des gegenseitigen Respekts. Letztendlich führt die Reflexionsfähigkeit zu wertschätzendem Verhalten, das sich in Lob äußern kann. Die beruflichen Qualifikationen und Kompetenzen sind beieinem wertschätzenden Umgang eher zweitrangig. Eine gelungene Kommunikation der Leitungskräfte bildet die Grundlage für erfolgreiche Projekte in der Pflegeeinrichtung. (Knichwitz 2017, S. 71) Das Kommunikationsmodell von Schulz von Thun (2010) beschreibt zutreffend: „Der sachliche und menschliche Erfolg einer Führungskraft steht und fällt damit, dass sie mit den Leuten redet." (Schulz von Thun 2000, S. 10 ff.)

In diesem Zusammenhang sollen gemeinsame Ziele und Maßnahmen mit den Betroffenen in der Supervision diskutiert werden, um das jeweilige Projekt oder die Prozesse in der Pflege zu unterstützen. Gemeinsame Ziele der Organisation und der Pflegekräfte führen zu Akzeptanz und einer erfolgreichen Umsetzung. Die Konfliktkultur ist ebenso wichtig wie die vorherigen Grundsätze. Werden Konflikte nicht als persönlicher Angriff, sondern als konstruktive Kritik wahrgenommen, können auf der sachlichen Ebene Problemlösungen erarbeitet werden. Das Ziel ist der Konsens, der die Zusammenarbeit im Team begünstigt. (vgl. Knichwitz 2017, S. 70 ff.)

In der stationären Pflege ist die Einzelsupervision oder fallbezogene Supervision zu empfehlen. Die Einzelsupervision findet nach dem „4-Augen-Prinzip" statt. In dem Gespräch zwischen Supervisor und Teilnehmer werden neben der beruflichen Situation auch das Verhalten reflektiert. Mögliche Probleme werden ermittelt und analysiert. Das Ziel der Maßnahme ist die Lösung der Konflikte unter Einbezug der Selbstreflexion und Fremdkritik. Die fallbezogene Supervision wird eingesetzt, wenn es zu pflegerischen Herausforderungen kommt, die das gesamte interdisziplinäre Team betreffen. Im Zentrum der fallbezogenen Supervision steht hier der pflegebedürftige Mensch. Im Team werden Ziele und Maßnahmen entwickelt, um das pflegerische „Problem" zu verkleinern oder komplett zu beseitigen. Dies schult zusätzlich die Teambildung und die Kollegialität wird gestärkt. Für Krankenhäuser empfiehlt sich besonders das von der Ärztekammer zertifizierte „Peer-Review-Verfahren" der Initiative Qualitätsmedizin (IQM). (ebd., S. 75)

9.2 Psychosoziale Beratungsgespräche

Die psychosozialen Beratungsgespräche sind ein Mittel der Verhaltens- und Verhältnisprävention. Es werden Synonyme verwendet wie Employee Assistance Program (EAP), interne Sozialberatung oder betriebliche Sozialarbeit. In Hinblick auf das BGM untergliedert sich das EAP in drei Tätigkeitsfelder. (vgl. Kesebom 2017, S. 284)

1. Die separate Beratung der Beschäftigten in schwierigen beruflichen oder privaten Krisensituationen. Mögliche Gesprächsthemen sind familiärer Natur, bestehende Suchtprobleme, Stressprävention oder Auseinandersetzungen in der Partnerschaft. Relevanter für die Organisation sind die Erkenntnisse hinsichtlich der Belastungen am Arbeitsplatz oder Disharmonien im Team oder mit Führungskräften. Die Gespräche im Rahmen der betrieblichen Gesundheitsförderung helfen, die Fehlzeiten zu verringern und Beschäftigte nach krankheitsbedingter Abwesenheit wieder strukturiert einzugliedern. Daraus profitieren Arbeitgeber*innen und die Beschäftigten (siehe hierzu auch Kapitel 5.).

2. Das Coaching der Leitungskräfte bildet das zweite Tätigkeitsfeld. Als Ziel wird genannt, die Personalverantwortlichen so zu sensibilisieren und beratend zu unterstützen, dass Arbeitsbelastungen erkannt und reduziert werden und die Arbeitsumgebung gesundheitsförderlich gestaltet wird.
3. Die gewonnenen Erkenntnisse der Gespräche können zur Weiterentwicklung des BGM genutzt werden. Besonders die gefährdeten Abteilungen und ausbaufähige Mitarbeiter*innen Kompetenzen können ermittelt werden. Die Evaluation der Gespräche ermöglicht zielgerichtete Maßnahmenplanung in der Organisation. (ebd., S. 285)

Die Wirksamkeit der Beratung zur Gesundheit ist hinreichend von Baumgartner und Sommerfeld (2016) belegt. Für ihre Effizienz ist es erforderlich, dass die strukturellen Voraussetzungen erfüllt werden und die Akzeptanz der Beschäftigten gesichert ist, um den Erfolg nicht zu gefährden. Die Gespräche basieren grundsätzlich auf Vertraulichkeit und werden von unparteiischen Personen durchgeführt. Die Schädigung des Images der Beratungen verhindert eine Verbesserung der Arbeitsbedingungen. (ebd., S. 285)

9.3 Mitarbeiter*innen-Pool

Die Einführung des Pflege-Pool-Modells schafft Handlungsspielraum zum flexiblen Personaleinsatz. Die Konzeptualisierung bietet effiziente und schnelle Lösungsmöglichkeiten, wenn es zu Personalausfall gekommen ist. Die Folgen durch Unterbesetzung führen zu erhöhtem Druck und Mehrbelastungen auf die vorhandenen Beschäftigten. (vgl. Sieberns 2017, S. 291)

In der Praxis sind folgende Einsatzmöglichkeiten denkbar:

- Auf „Abruf" bedeutet, dass mit dem teilnehmenden Personal ein Stundenkontingent für den flexiblen Einsatz vereinbart wird.
- Als „Springer" bedeutet, dass eine Abmachung darüber geschlossen wird, dass das eingesetzte Personal nur dort eingesetzt werden darf, wo akuter Personalmangel eingetreten ist.
- Die Beschäftigungsverhältnisse sind auf Geringfügigkeit, Teil- und Vollzeit möglich. (ebd., S. 292)

Die Kombination aus „Einspringen" und „auf Abruf" bereitgestelltem Personal ermöglicht den reibungslosen Ablauf und verhindert Betriebsstörungen auf Station. Die Teilnahmebereitschaft wird mit Zulagen honoriert.

Der Einsatz bietet verschiedene Benefits für die Einrichtungen und Beschäftigten:

- Entlastung des vorhandenen Personals bei krankheitsbedingtem Absentismus
- Schaffung von flexiblen Arbeitszeitmodellen
- Geringere Personalkosten (Kosten bleiben im Personalbudget)
- Gesteigerte Motivation und Erweiterung der fachlichen Expertise
- Niedrigere Fluktuation, das sich auf das Image der Einrichtung auswirkt
- Verzicht auf Leasing-Personal (ebd., S. 292 ff.)

9.4 Interaktives Training für Führungskräfte – „Stress-Rekord"

Der technische Fortschritt und neue Innovationen im Zuge der Digitalisierung lassen sich auch in der Pflege nicht vermeiden. Das digitale betriebliche Gesundheitsmanagement bedeutet demnach die Einführung von digitalen Methoden und Tools, um den Herausforderungen der moderne Arbeitswelt zu begegnen. Mögliche Angebote bieten Online–Coachings zu Gesundheitsthemen, HealthCare Apps oder digitale BGM Komplettsysteme. (vgl. Deutscher Ärzteverlag 2017)

Ein Beispiel zur Schulung von Führungskräften in der ambulanten Pflege bietet das interaktive Spiel „Stress-Rekord". Das „Serious-Game": Digitales Spiel zur Unterhaltung und Aneignung von Fachkompetenz.

Das Ziel der Entwickler ist die Sensibilisierung und Aneignung von Fachwissen im Hinblick zur Lösung von Problemstellungen. Der / die User*in spielt aus der Ego-Perspektive der Pflegedienstleitung. Punkte können gesammelt werden, indem verschiedene gesundheitsfördernde Bereiche und deren Planung bearbeitet werden. Eine Skala in Prozent zeigt anschließend den erzielten Effekt auf die Mitarbeiter*innen Gesundheit. (vgl. Döring, Lange, Schade 2018)

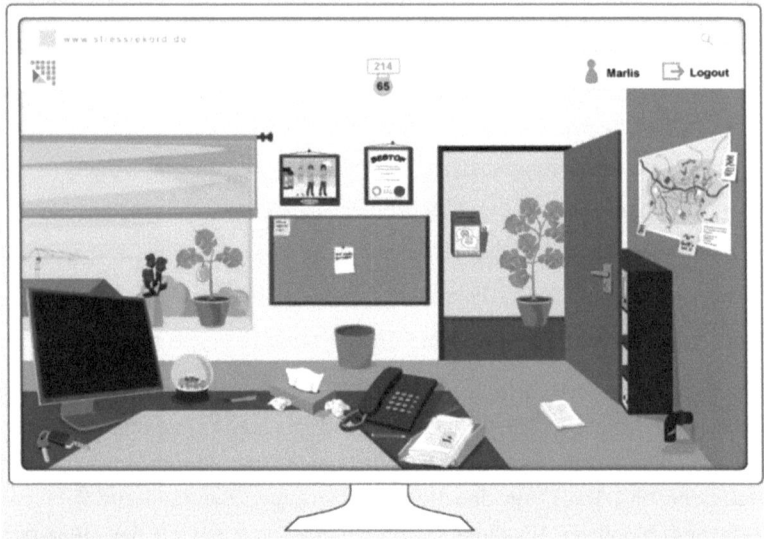

Abbildung 15 "Stress-Rekord" - Virtuelles Dienstzimmer (Döring, Lange, Schade 2018)

10 Diskussion

Die Auswertung der vorliegenden Studien und der verwendeten Literatur ermöglichen die Beantwortung der primären Forschungsfrage. Der Zusammenhang zwischen BGM und Effekten auf den Gesundheitszustand der Beschäftigten bestätigt sich. Auswirkungen auf die Gesundheit werden unabhängig der Berufsgruppe erzielt. Die generellen Vorteile (siehe Kapitel 3.2) und die Best Practice Modelle der BGF in der Pflege (siehe Kapitel 4.2) untermauern die Hypothese. Die Handlungsfelder des erfolgreich durchgeführten und etablierten BGM (siehe Abb. 1) entfalten besonders im Zusammenspiel ihre Wirksamkeit.

An dieser Stelle ist zu anzuführen, dass der Erfolg des BGM nur erzielt wird, wenn die Handlungsbevollmächtigten hinter der Implementierung stehen. Dem einher geht ein aufrichtiges Interesse am Wohl der Beschäftigten und der Optimierung von Arbeitsprozessen. Für die Praxis empfiehlt sich, regelmäßig Fort- und Weiterbildungsmöglichkeiten anzubieten. Dies führt sukzessiv zur Erlangung von Fachkompetenz, fördert die interne Kommunikation, das sich auf das Betriebsklima auswirkt. Zusätzlich zeigt sich, dass authentisches Interesse der Leitungskräfte gegenüber dem Personal, ihre Karriere- und Entwicklungsmöglichkeiten aufzeigt und Wertschätzung ausdrückt. Langfristig angewandt, wird die Bindung an das Unternehmen gefördert und das Image verbessert.

Der Einsatz von Angeboten der BGF (siehe Tabelle 2) fördert die Sensibilisierung des Pflegepersonals bezüglich der eigenen Gesundheit. Daraus resultieren Auswirkungen auf die Arbeits- und Leistungsfähigkeit, die ihrerseits mit einer Veränderung des Betriebsklimas und einer gesteigerten Motivation einhergehen können. Langfristig wird so das Wohlbefinden und das Commitment gesteigert.

Besonders der Einsatz gesetzlich verpflichtender Teilbereiche, sprich ASG und BEM, zeigt Auswirkung auf die Arbeitsgestaltung und Mitarbeiter*innen Gesundheit. Die Reduktion der physischen Arbeitsbelastung wird durch die Risikoeinschätzung im Rahmen des ASG gewährleistet. Der Nachweis findet sich im Rückgang von MSE. (siehe Kapitel 6.2)

Sollte es trotz der getroffenen Schutz- und Sicherheitsvorkehrungen des ASG nicht möglich sein Gesundheitsrisiken auszuschließen und es zu krankheitsbedingtem Ausfall kommt, beugt das BEM präventiv erneutem Personalausfall vor. Der Teilbereich leistet an dieser Schnittstelle einen entscheidenden Beitrag zur Wiederherstellung der Leistungsfähigkeit und der Wiederaufnahme der beruflichen Tätigkeit. Der erfolgreich durchlaufene Eingliederungsprozess verhindert zukünftige Erkrankungen und unterstützt den langfristigen Erhalt der Arbeitskraft. Kritik lässt sich in den geführten Befragungen von Pflegekräften identifizieren. Die Auswertung ergab, dass der wertschätzende Umgang und die schrittweise Rückführung an die berufliche Tätigkeit nicht immer reibungslos abgelaufen sei. Grund dafür sei eine mangelnde Führungskompetenz. Für die Praxis empfiehlt sich, dass die Rückführung individuell und respektvoll durchgeführt wird, um die Überforderung der / die Rückkehrer*in zu vermeiden.

Die Auswertung der Interviews (siehe Kapitel 5.2) lässt vermuten, dass der bedachte Einsatz von BGF als Wertschätzung der geleisteten Tätigkeit erlebt wird. Die subjektiv empfundene Würdigung der Arbeit kann sich positiv auf die emotionale Stabilität und den Gesundheitszustand auswirken. Dies ermöglicht die frühzeitige Erkennung von arbeitsbedingten Stressoren. Bestenfalls entstehen so Bewältigungsstrategien, die Überlastung frühzeitig erkennen und rechtzeitige Interventionen begünstigen.

Auch wenn die primäre Forschungsfrage die Gesundheit der Pflegekräfte behandelt, so sollen die betriebswirtschaftlichen Konsequenzen für die Unternehmen kurz dargestellt werden. Letztendlich profitieren alle Seiten von der finanziell stabilen Organisation. Der Abbau von Fehlzeiten und verminderter Fluktuation ermöglichen die Senkung der Werbe- und Einstellungskosten. Außerdem wird der Einsatz von Leasing Personal vermieden. Die Bereitstellung von Fördergeldern der Krankenkassen für gesundheitsfördernde Angebote entlasten zusätzlich das zur Verfügung stehende Budget.

Zur Beantwortung der sekundären Forschungsfrage werden folgende Erkenntnisse diskutiert, die die Handlungsansätze der Pflegeeinrichtungen zur Implementierung, Durchführung und Instrumentalisierung des BGM erkennen lassen.

In Zusammenhang mit den gesetzlich festgelegten Vorschriften lassen sich die Tendenzen zu etablierten Handlungsansätzen erkennen. Positiv zeigt sich die Einhaltung der Richtlinien zum Arbeitszeitschutzgesetz, die überwiegend vollständig eingehalten werden. (siehe Kapitel 6.2)

Die Durchführung der Gefährdungsbeurteilungen leistet einen Beitrag zur Risikominimierung von Arbeitsunfällen und schützt die Pflegenden präventiv. Optimierungsbedarf besteht in der regelmäßigen Verrichtung des genannten Analyseinstruments. Auffällig ist außerdem, dass der Fokus sich eher auf die körperliche Unversehrtheit richtet, die Einschätzung sollte die psychischen Belastungen jedoch inkludieren.

Die Einhaltung des BEM lässt auf Handlungsansätze zur Instrumentalisierung schließen. Vermutlich begründet sich dies auf den gesetzlichen Hintergründen. Wie in der Beantwortung der primären Forschungsfrage erwähnt, ist eine Überforderung der Betroffenen im Eingliederungsprozess zu vermeiden. Optimierungsbedarf besteht infolgedessen in der Sensibilisierung der Führungskräfte zur gelungenen Kommunikation. Dies wird durch Schulungen der Führungskompetenz erreicht. Ein weiterer Kritikpunkt betrifft den geringen Wissensstand der Pflegekräfte zum Themenfeld, der behoben werden sollte.

Die überschaubaren BGF-Angebote und Gesundheitsaktionen der Einrichtungen weisen auf einen erheblichen Nachholbedarf hin. Es fehlen kreative Handlungs- und Lösungskonzepte. Der Appell zu Change-Management-Prozessen richtet sich hier nicht nur an die Pflegeinstitutionen, sondern auch an die Gesundheitspolitik, Berufsverbände und Gewerkschaften. Dies betrifft Maßnahmen zur Steigerung der Popularität des BGM und zur Aufwertung des Pflegeberufs. Mögliche Ergebnisse können durch Öffentlichkeitsarbeit und zielgerichtetes Marketing erreicht werden. Die Institutionen sollten Anreize bieten, die den Pflegeberuf aufwerten und interessanter gestalten. Wenn sich die Institutionen dahingehend verändern würden, offener und fortschrittlicher zu sein, ließen sich auch die Folgeerscheinungen der Arbeitsbelastungen vermindern. Die Verankerung der BGF in die gesetzlichen Richtlinien würde in diesem Kontext die Implementierung und Etablierung vorantreiben. Langfristig könnten so die Qualitätsstandards verbessert und das Image aufgewertet werden.

Schlussbetrachtung: 7-Schritte Modell

Das 7-Schritte-Modell wird als Instrument zur Implementierung von BGM in die Pflegeeinrichtungen empfohlen. Die verwendeten Analyse- und Erhebungsmethoden sprechen für einen wissenschaftlich erwiesenen Einsatz.

Eine detaillierte Darstellung hinsichtlich der Wirksamkeit und eine Benennung aller Aspekte des Modells zur vorliegenden Forschungsarbeit sind nur oberflächlich möglich. Die Hintergründe betreffend, lag der Fokus auf der Beantwortung der Forschungsfragen in Bezug auf die Auswirkungen des BGM zur Mitarbeiter*innen Gesundheit. Die Limitation des 7-Schritte-Modells ist dem begrenzten Umfang der Forschungsarbeit geschuldet. Jedoch impliziert diese

Thematik einen weiteren Forschungsbedarf, was beispielsweise in Form einer anschließenden Masterarbeit erfolgen könnte.

Steuerungstool: Supervision

Die bestehenden Arbeitsbelastungen manifestieren sich als erhöhter Druck. Das wiederum wirkt sich auf das Betriebsklima aus, was die Entstehung von Konflikten im Team oder gegenüber Vorgesetzten fördert. Mangelnde Verständigung und ungeklärte Auseinandersetzungen können zur inneren Kündigung und Resignation führen, was die Qualität der Arbeit und das Image der Organisation schädigen kann. Der Zeitdruck verhindert häufig ausreichendes Eingehen auf die sozialen Wünsche und Bedürfnisse der Pflegebedürftigen, was zur Entstehung von erheblichen ethischen Konflikten führen kann. Der Vorwurf liegt nahe, dass Pflegekräfte glauben, dass die Einrichtung nur an der Gewinnmaximierung und nicht am Wohle der Klient*innen interessiert ist.

Die Supervision schafft Möglichkeiten zur Lösung von arbeitsbezogenen Konflikten. Bestehende und zukünftige Auseinandersetzungen im Team oder gegenüber Vorgesetzten können so offen angesprochen und bestenfalls geklärt werden. Regelmäßig angewandt wirkt sich dies positiv auf die Kommunikation und das Betriebsklima aus. Dies stärkt den Zusammenhalt im Team und fördert die Bindung zur Organisation. Langfristig sind so Effekte auf das Image der Institution möglich.

Ausblick: Psychosoziale Beratungsgespräche

Für die Zukunft ist die Einführung und Entwicklung der psychosozialen Beratungsgesprächen wünschenswert. Leider ist diese Form der Psychohygiene bisher noch nicht stark in den Pflegeeinrichtungen vertreten. Wie sich herausgestellt hat, ermöglicht ein Einsatz die Stressresilienz zu fördern und die Lösung vertraulicher Konflikte zu unterstützen. Der Ausschluss von nicht öffentlichen Problemstellungen begünstigt eine eindeutigere Abbildung des Ist-Zustandes in Verbindung mit BGM. Dadurch können gezielt Strategien entwickelt werden, um die speziellen Arbeitsbelastungen zu senken.

Empfehlenswert für die Praxis ist, dass nicht bloß Pflegekräfte die Gespräche in Anspruch nehmen, sondern auch Führungskräfte. Die Vorstellung, dass sich die Problemstellungen der Pflege ausschließlich auf das Wohlbefinden der Arbeiter*innenschaft auswirkt, ist daher kritisch zu betrachten. Um den beruflichen Herausforderungen Paroli zu bieten, empfiehlt es sich auch für

Führungskräfte ein ausgewogenes Work-Life Verhältnis zu erarbeiten. Ein achtsamer Umgang mit sich selbst fördert das Wohlbefinden und die Gesundheit.

Reflexion „Mitarbeiter*innen Pool"-Modell

Anhand der knappen personellen Ressourcen und dem engen Budget ist die Verwendung des Mitarbeiter*innen Pool eine kreative Lösung. Der flexible Einsatz von Mitarbeiter*innen ermöglicht die Kompensation von spontanem Personalausfall. Die schnelle Bereitstellung des Personals deckt den Bedarf effizient und zeitnah ab. Der Einsatz wirkt sich unverzüglich auf das vorhandene Personal aus. Kritisch beleuchtet, sollte der Einsatz des Pool-Modells jedoch nicht als Dauerlösung für fehlendes Personal fungieren, da dies einem Rekrutierungsprozess entgegenwirkt. Als Wertschätzung der Teilnahmebereitschaft, empfiehlt sich die monetäre Entlohnung oder alternative Anreizkonzepte.

Zukunft: Digitalisierung von BGM „Stress-Rekord" – Game

Das Pflege- und Gesundheitssystem befindet sich nicht nur aufgrund der aktuellen Pandemiesituation im Wandel der Digitalisierung. Die Digitalisierung der Pflege z. B. digitale Patient*innen Akte, E-Rezept und ärztliche Telesprechstunden sind nur ein kleiner Auszug aus einer Vielzahl von E-Health und Digital HealthCare Anwendungen. Der Einsatz von interaktiven Spielen zur Schulung von Führungskräften und BGM-Akteuren ist daher naheliegend und zukunftsorientiert. Das vorgestellte, interaktive Spiel bietet einen spielerischen Zugang, der zur Erweiterung von Fachkompetenz beiträgt.

11 Fazit

Aufgrund der derzeitigen Pandemie und der doppelten Demografie Falle spitzt sich die Lage in den Pflegeeinrichtungen weiter zu, wenn nicht interveniert wird, ohne Konsequenzen bleibt. Die dauerhaften Arbeitsbelastungen beeinträchtigen die Work-Life-Balance und gefährden, wenn kein Ausgleich vorhanden, den Gesundheitszustand.

Verständlicherweise hat die Erledigung des Tagesgeschäftes oberste Priorität. Die Aussicht auf ein langfristig angelegtes und für die Mitarbeiter*innen erfolgversprechendes BGM rückt dabei jedoch in den Hintergrund.

Der Erhalt und die Förderung der Gesundheit wird nur soweit betrieben, wie es die gesetzlichen Regelungen vorschreiben.

Die Notwendigkeit nach mehr Anerkennung und Reduzierung der Arbeitsbelastungen ist offensichtlich. Das betrifft auch den Wunsch nach angemessener Entlohnung und einem bedarfsgerechten Personalschlüssel.

Das BGM trägt zur Bedürfnisbefriedigung und Verbesserung der betrieblichen Rahmenbedingungen bei. Dazu kann es als Sprachrohr für die Belange der Arbeitnehmer*innen fungieren. Die Multiplikatoren begeistern und können so Überzeugungsarbeit leisten. Wenn das Interesse geweckt werden konnte, empfiehlt sich die Kontaktaufnahme mit Krankenkassen zur ersten Informationsgewinnung. Neben Fördergeldern stellen diese auch ein umfangreiches Beratungsangebot zur Verfügung.

Vor der Einführung in die Organisationsstrukturen ist es von Vorteil, ausreichend Zeit einzuplanen. Die Handlungsbevollmächtigten sollten sich darüber im Klaren sein, dass die Wirkung von BGM nur ersichtlich werden kann, wenn die Implementierungs- und Etablierungsprozesse kein kurzfristig angelegtes Projekt sind. Zur Nachhaltigkeit sollten sich die Handlungsbevollmächtigten ihrer Rolle als Vorbild bewusst sein. Das authentische Interesse am Wohl und der Zufriedenheit der Beschäftigten sollte die Einführung befürworten, da sie den betriebswirtschaftlichen und moralischen Aspekten der Organisation nicht entgegenwirkt.

Das Controlling von BGM erweist sich als zeitlich intensive Herausforderung, die zudem fundierte Fachkompetenz erfordert. Der Faktor Mensch und die unterschiedliche Auslegung von Gesundheit ermöglicht die Erfassung in allgemeingültigen Kennzahlen nur vage. Der Begriff Gesundheit beschreibt eine subjektiv empfundene Größe, die tagesformabhängig schwankt. Die Einflussfaktoren sind nicht nur auf das berufliche Umfeld begrenzt. Die persönlichen Lebensumstände nehmen zusätzlich Einfluss auf den Gesundheitszustand. Der Zusammenhang zwischen Arbeit und Mitarbeiter*innen Gesundheit hinsichtlich der Evidenz einzelner gesundheitsförderlicher Maßnahmen wird so gehemmt.

Neue Forschungsfelder eröffnen sich, die die Betrachtung der Wirksamkeit einzelner gesundheitsförderlicher Maßnahmen ins Zentrum stellen. Unterstützende Begleitung und Beratung sollte durch Expert*innen des Pflege- und Gesundheitsmanagements in Zusammenarbeit mit erfahrenen Pflegekräften geleistet werden. Besonders die Schulung von älteren Beschäftigten zum BGM empfiehlt sich, da diese über viel praktische Erfahrung und Know-how verfügen. Langfristig wird so die Bindung an das Unternehmen bis ins Rentenalter ermöglicht.

Die erwähnten soziodemografischen Ursachen erfordern Changemanagement Prozesse und ein Umdenken in der Pflege. Die Pflegearbeitgeber*innen von heute und der Zukunft müssen flexibel und innovativ auf die Bedürfnisse der Beschäftigten eingehen, um die internationale Wettbewerbsfähigkeit zu sichern und attraktiv für Berufseinsteiger*innen zu sein. Das betriebliche Gesundheitsmanagement leistet dazu einen lohnenden Mehrwert.

Literaturverzeichnis

Badura B.; Ritter W.; Scherf F. (1999): Betriebliches Gesundheitsmanagement – ein Leitfaden für die Praxis. Berlin: Edition Sigma rainer bohn

Bechmann S. et al. (2011): Motive und Hemmnisse für betriebliches Gesundheitsmanagement (BGM). In: Iga-Report 20, S. 15-22, online verfügbar unter: https://www.iga-info.de/fileadmin/redakteur/Veroeffentlichungen/iga_Reporte/Dokumente/iga-Report_20_Umfrage_BGM_KMU_final_2011.pdf., Zugriff: 19.10.2020

Behr T. (2005): Gesundheit richtig managen – Betriebliche Gesundheitsförderung in der Altenpflege. Heidelberg/München/Landsberg/Berlin: Economica

Behr T. (2020): Nachhaltige Strategien der Personalbindung und Personalfindung im Überblick. In: Bettig U., Frommelt M., Schmidt R. (Hrsg.): Fachkräftemangel in der Pflege – Konzepte, Strategien, Lösungen. Heidelberg: Medhochzwei, S.295- 307

Berufsgenossenschaft für Gesundheitsdienst und Wohlfahrtspflege (2007): Demografischer Wandel – Auswirkungen auf die Pflege, online verfügbar unter: https://www.bgw-online.de/DE/Arbeitssicherheit-Gesundheitsschutz/Demografischer-Wandel/Auswirkungen-auf-die-Pflege/Auswirkungen_Pflege.html, Zugriff: 08.12.2020

Berufsgenossenschaft für Gesundheitsdienst und Wohlfahrtspflege (2013): Online-Selbstbewertung verbessert nachweislich den Arbeits- und Gesundheitsschutz, online verfügbar unter: https://www.bgw-online.de/DE/Arbeitssicherheit-Gesundheitsschutz/Gesunder-Ruecken/PM-GDA-Arbeitsprogramm-Pflege.html, Zugriff: 20.11.2020

Berufsgenossenschaft für Gesundheitsdienst und Wohlfahrtspflege (2017): Gefährdungsbeurteilung in sieben Schritten - BGW Online 2017, online verfügbar unter: https://www.bgw-online.de/SharedDocs/Downloads/DEonline.de/SharedDocs/Downloads/DE/Medientypen/BGW%20Broschueren/BGW04-05-110_Gefaehrdungsbeurteilung-Pflege_bf_Download.pdf?__blob=publicationFile, Zugriff: 19.11.2020

Bundesanstalt für Arbeitsschutz und Arbeitsmedizin (2020): Volkswirtschaftliche Kosten durch Arbeitsunfähigkeit 2018, online verfügbar unter: https://www.baua.de/DE/Themen/Arbeitswelt-und-Arbeitsschutz-im-wandel/ Arbeitsweltberichterstattung/Kosten-der-AU/pdf/Kosten-2018.pdf?_blob=publicationFile&v=4. Zugriff: 25.12.2020

Bundesanstalt für Arbeitsschutz und Arbeitsmedizin (2020): Arbeitsbedingungen in der Alten- und Krankenpflege Höhere Anforderungen, mehr gesundheitliche Beschwerden, online verfügbar unter: https://www.baua.de/DE/Angebote/Publikationen/Fakten/BIBB-BAuA-31.pdf?_blob=publicationFile&v=4, Zugriff: 23.11.2020

Bundesagentur für Arbeit: Arbeitsmarktsituation im Pflegebereich, online verfügbar unter: https://statistik.arbeitsagentur.de/DE/Statischer-Content/Statistiken/Themen-im-Fokus/Berufe/Generische-Publikationen/Altenpflege.pdf?_blob=publicationFile&v=8, Zugriff: 13.11.2020

Bundesanstalt für Arbeitsschutz und Arbeitsmedizin (2020): TRGS 900 – Technische Regeln für Gefahrstoffe, online verfügbar unter: https://www.baua.de/DE/Angebote/Rechtstexte-und-Technische-Regeln/Regelwerk/TRGS/pdf/TRGS-900.pdf?_blob=publicationFile&v=18. Zugriff: 13.12.2020

Bundesministerium für Arbeit und Soziales (2020): Arbeitsschutzgesetz, online verfügbar unter: https://www.bmas.de/DE/Service/Gesetze/arbeitsschutzgesetz.html, Zugriff: 13.12.2020

Bundesministerium für Arbeit und Soziales (2020): Arbeitssicherheitsgesetz, online verfügbar unter: https://www.bmas.de/DE/Service/Gesetze/arbeitssicherheitsgesetz.html, Zugriff: 13.12.2020

Bundesministerium für Gesundheit (2011): Unternehmen unternehmen Gesundheit - Betriebliche Gesundheitsförderung in kleinen und mittleren Unternehmen, online verfügbar unter: https://www.bundesgesundheitsministerium.de/fileadmin/Dateien/5_Publikationen/Praevention/Broschueren/Broschuere_Unternehmen_unternehmen_Gesundheit_-_Betriebliche_Gesundheitsfoerderung_in_kleinen_und_mittleren_Unternehmen.pdf, Zugriff: 14.11.2020

Bundesministerium für Gesundheit (2017): Gesundheitsförderung für Pflegekräfte: Wer pflegt die Pflege?, online verfügbar unter: https://www.bundesgesundheitsministerium.de/fileadmin/Dateien/5_Publikationen/Pflege/Praxisseiten_Pflege/10.0.2_Service_Material.pdf, Zugriff: 11.11.2020

Bundesministerium für Gesundheit (2018): Pflegeberufegesetz, online verfügbar unter: https://www.bundesgesundheitsministerium.de/pflegeberufegesetz.html , Zugriff: 13.11.2020

Bundesministerium für Gesundheit (2019): Betriebliche Gesundheitsförderung – Umsetzung, online verfügbar unter: https://www.bundesgesundheitsministerium.de/themen/praevention/betriebliche-gesundheitsfoerderung/umsetzung.html, Zugriff: 06.11.2020

Bundesministerium für Gesundheit (2019): Konzertierte Aktion Pflege Vereinbarungen der Arbeitsgruppen 1 bis 5, online verfügbar unter: https://www.bundesgesundheitsministerium.de/fileadmin/Dateien/3_Downloads/K/Konzertierte_Aktion_Pflege/191129_KAP_Gesamttext_Stand_11.2019_3._Auflage.pdf, Zugriff: 17.10.2020

Bundesministerium für Gesundheit (2020): Betriebliche Gesundheitsförderung – Was steckt dahinter?, online verfügbar unter: https://www.bundesgesundheitsministerium.de/themen/praevention/betriebliche-gesundheitsfoerderung/was-steckt-dahinter.html. Zugriff: 13.10.2020

Deutscher Ärzteverlag GmbH (2017): Digitalisierung erfordert neue Reformen des betrieblichen Gesundheitsmanagements, online verfügbar unter: https://www.aerzteblatt.de/nachrichten/77191/Digitalisierung-erfordert-neue-Formen-des-betrieblichen-Gesundheitsmanagements, Zugriff: 17.12.2020

Deutsches Netzwerk für betriebliche Gesundheitsförderung (2016): Die Luxemburger Deklaration zur betrieblichen Gesundheitsförderung in der Europäischen Union, online verfügbar, unter:http://www.dnbgf.de/fileadmin/downloads/materialien/dateien/Luxemburger_Deklaration_09_11.pdf, Zugriff: 13.10.2020

Drupp M.; Meyer M. (2020): Belastungen und Arbeitsbedingungen bei Pflegeberufen – Arbeitsunfähigkeitsdaten und Ihre Nutzung im Rahmen eines betrieblichen Gesundheitsmanagements. In: Jacobs et al. (Hrsg.): Pflege-Report 2019 Mehr Personal in der Langzeitpflege – Aber woher? S. 23- 47, online verfügbar unter: https://link.springer.com/book/10.1007/978-3-662-58935-9, Zugriff: 08.12.2020

Habermann-Horstmeier L. (2019): Von der betrieblichen Gesundheitsförderung zum betrieblichen Gesundheitsmanagement. Bern:Hogrefe

Holzträger D. (2012): Gesundheitsförderliche Mitarbeiterführung – Gestaltung von Maßnahmen der Betrieblichen Gesundheitsförderung für Führungskräfte. München: Rainer Hampp Verlag

Institut für Arbeit und Gesundheit der Deutschen Gesetzlichen Unfallversicherung (2020): Mitgliederbefragung bei der Unfallkasse NRW 2020 - Gesundheit im Betrieb Vergleich der Ergebnisse der Mitgliederbefragungen 2010, 2015 und 2020, online verfügbar unter: https://www.unfallkasse-nrw.de/fileadmin/server/download/PDF_2020/Mitgliederbefragung_2020.pdf, Zugriff: 30.11.2020

Institut der Deutschen Wirtschaft (2018): Pflegenotstand – So viele Pflegekräfte brauchen wir wirklich. Berlin, online verfügbar unter: https://www.iwkoeln.de/fileadmin/user_upload/Presse/Presseveranstaltungen/2018/IW-K%C3%B6ln_Pressekonferenz_Pflege_Statement_20180906.pdf, Zugriff: 09.12.2020

Kaminski M. (2013): Betriebliches Gesundheitsmanagement für die Praxis – Ein Leitfaden zur systematischen Umsetzung der DIN SPEC 91020. Wiesbaden: Springer

Kesebom S. (2017): Psychosoziale Mitarbeiterberatung. In Prölß J., van Loo M. (Hrsg.): Attraktiver Arbeitgeber Krankenhaus. Berlin: Medizinisch Wissenschaftliche Verlagsgesellschaft, S. 283 – 286.

Kliner, K.; Rennert D.; Richter M. (2017): Gesundheit und Arbeit – Blickpunkt Gesundheitswesen. BKK Gesundheitsatlas 2017. Berlin:Medizinisch WissenschaftlicheVerlagsgesellschaft

Knichwitz G. (2017): Kollegiale Supervision: Lernen und kooperieren im Arbeitsprozess.In: Schnödewind S. (Hrsg.):Projekt- und Potenzialentwicklung in Krankenhaus und Gesundheitswesen. Stuttgart: Kohlhammer, S. 68-82

Knöll K.; Lugbauer P. (2020): Arbeitsschutz, Arbeitsmedizin und Gefährdungsbeurteilung –Zukunftsorientierte Ausrichtung im Unternehmen. In Simmel M., Graßl W. (Hrsg.): Betriebliches Gesundheitsmanagement mit System – Ein Praxisleitfaden für mittelständische Unternehmen. Wiesbaden: Springer, S.41 – 50

Liese A.; Smieszkol C.; Wittreck H. (2013): Abschlussbericht zum GDA-Arbeitsprogramm „Sicherheit und Gesundheitsschutz bei der Pflege". Nationale Arbeitsschutzkonferenz (Hrsg.), online verfügbar unter: https://www.gda-portal.de/DE/Downloads/pdf/Pflege-Abschlussbericht.pdf?_blob=publicationFile&v=3, Zugriff: 20.11.2020

Müller A. (2020): Leitfaden Prävention. In: Simmel M., Graßl W. (Hrsg.): Betriebliches Gesundheitsmanagement mit System – Ein Praxisleitfaden für mittelständische Unternehmen. Wiesbaden: Springer, S.71-75

Niehaus et al. (2008): Betriebliches Eingliederungsmanagement. Studie zur Umsetzung des Betrieblichen Eingliederungsmanagement nach § 84 Abs. 2 SGB IX. Köln, online verfügbar unter: http://www.bmas.de/SharedDocs/Downloads/DE/PDF-Publikationen/f374-forschungsbericht.pdf%3F_blob%3DpublicationFile, Zugriff: 17.11.2020

Opelt M.; Hegel M.; Rester D. (2020): Eine qualitative Studie in Pflege- und Betreuungseinrichtungen - Betriebliches Eingliederungsmanagement aus der Beschäftigtenperspektive, online verfügbar unter: https://www.asu-arbeitsmedizin.com/wissenschaft/eine-qualitative-studie-pflege-und-betreuungseinrichtungen-betriebliches, Zugriff: 18.11.2020

Oster S.; Mücklich A. (2019): Präsentismus – Verlust von Gesundheit und Produktivität. In Initiative Gesundheit und Arbeit (Hrsg.): Iga.Fakten 6, online verfügbar unter: https://www.iga-info.de/fileadmin/redakteur/Veroeffentlichungen/iga_Fakten/Dokumente/Publikationen/iga-Fakten_6_Praesentismus_2019.pdf, Zugriff: 02.12.2020

Pfaff H.; Zeike S. (2019): Controlling im Betrieblichen Gesundheitsmanagement – Das 7 Schritte Modell. Wiesbaden: Springer

Pfannstiel M.; Mehlich H. (2018): BGM – Ein Erfolgsfaktor für Unternehmen - Lösungen, Beispiele, Handlungsanleitungen. Wiesbaden: Springer

Rennert D.; Kliner K.; Richter M. (2020): Arbeitsunfähigkeit. In: Knieps F., Pfaff H. (Hrsg.): BKK Gesundheitsreport 2020 – Mobilität, Arbeit, Gesundheit. Berlin: Medizinisch Wissenschaftliche Verlagsgesellschaft, S. 75 – 163, online verfügbar unter: https://www.bkk-dachverband.de/fileadmin/Artikelsystem/Publikationen/2020/Gesundheitsreport_2020/BKK_Gesundheitsreport_2020_web.pdf, Zugriff: 07.12.2020

Schreyögg G.; Koch J. (2020): Management – Grundlagen der Unternehmensführung – Konzepte – Grundlagen – Fallstudien. Wiesbaden: Springer

Sieberns F. (2017): Poolbildung / Pflegepool (am Beispiel eines Intensivpflegepools). In Prölß J., van Loo M. (Hrsg.): Attraktiver Arbeitgeber Krankenhaus. Berlin: Medizinisch Wissenschaftliche Verlagsgesellschaft, S. 291 - 294

Simmel M.; Graßl W. (2020): Betriebliches Gesundheitsmanagement mit System – Ein Praxisleitfaden für mittelständische Unternehmen. Wiesbaden: Springer

Statista (2020): Volkswirtschaftliche Produktionsausfallkosten aufgrund von Arbeitsunfähigkeit in Deutschland nach Diagnosegruppe im Jahr 2018, online verfügbar unter: https://de.statista.com/statistik/daten/studie/869779/umfrage/produktionsausfallkosten-aufgrund-von-arbeitsunfaehigkeit-in-deutschland-nach-diagnose/, Zugriff: 25.12.2020

Statistisches Bundesamt (2020): Pressemitteilung Nr. N 070 vom 28. Oktober 2020. Wiesbaden, online verfügbar unter: https://www.destatis.de/DE/Presse/Pressemitteilungen/2020/10/PD20_N070_212.html, Zugriff: 09.12.2020

Stockinger, A (2014): Personalentwicklung im Fokus von Kliniken und Pflegeeinrichtungen. In: Tewes R., Stockinger A. (Hrsg.): Personalentwicklung in Pflege- und Gesundheitseinrichtungen. Erfolgreiche Konzepte und Praxisbeispiele aus dem In- und Ausland. Berlin: Springer, S. 5–13

Ulich E.; Wülser (M. 2015): Gesundheitsmanagement in Unternehmen – Arbeitspsychologische Perspektiven. Wiesbaden: Springer

Ramona Piller (2019): Gesundheitsmanagement in der Pflege- Pflicht und Kür für Stationsleitungen. Wiesbaden: Springer

Reiter, P. (2011): Das Ganzheitliche Betriebliche Gesundheitsmanagement im Krankenhaus – Standortbestimmung und Handlungsempfehlungen für Einführung und Umsetzung. Stuttgart: ibidem

Rimbach, A. (2013): Entwicklung und Realisierung eines integrierten betrieblichen Gesundheitsmanagements in Krankenhäusern. Betriebliches Gesundheitsmanagement als Herausforderung für die Organisationsentwicklung. München: Rainer Hampp Verlag

Schade C.; Lange N.; Döring S. (2018): Ein Serious Game für Führungskräfte im Pflegebereich. In: Kugler J. (Hrsg.): Prävention und Gesundheitsförderung, Wiesebaden: Springer, S.292-297

Scholz A. et al. (2018): Nachhaltiges betriebliches Gesundheitsmanagement – Empfehlungen für die Implementierung in der Praxis. In: Gadatsch A. et al. (Hrsg.): Nachhaltiges Wirtschaften im digitalen Zeitalter - Innovation – Steuerung – Compliance. Wiesbaden: Springer, S.345-354

Struhs-Wehr K. (2017): Betriebliches Gesundheitsmanagement und Führung – Gesundheitsorientierte Führung als Erfolgsfaktor im BGM. Wiesbaden: Springer

Uhle T.; Treier M. (2011): Betriebliches Gesundheitsmanagement – Gesundheitsförderung in der Arbeitswelt - Mitarbeiter einbinden, Prozesse gestalten, Erfolge messen. Wiesbaden: Springer

Sozialverband VdK Rheinland-Pfalz (2016): Das Betriebliche Eingliederungsmanagement, online verfügbar unter: https://www.vdk.de/rheinland-pfalz/downloadmime/3253/Betriebliches_Eingliederungsmanagement.pdf, Zugriff: 05.12.2020

Weltgesundheitsorganisation (1948): Verfassung der Weltgesundheitsorganisation, online verfügbar unter: http://www.admin.ch/ch/d/sr/i8/0.810.1.de.pdf, Zugriff: 16.10.2020

Wienemann E.; Rimbach A. (2008): Betriebliches Gesundheitsmanagement - Studienbrief der Hamburger Fernschule. Hamburg: Bosch-Druck